알코올중독과 여성

—분석심리학적 이해—

Jan Bauer 저
정애자 · 이재갑 공역

학지사

ALCOHOLISM AND WOMEN

by Jan Bauer

이 책은 2010년 전북대학교 저술장려 연구비 지원에 의해서 연구되었다.

역자 서문

이 책ALCOHOLISM AND WOMEN의 번역은 공역자인 이재갑 선생이 Ucancenter에서 내가 실시하던 마음챙김명상 수련을 받고 있던 2010년 겨울로 거슬러 올라간다. 제1장과 제3장은 이재갑 선생이, 제2장과 제4장은 내가 맡아 번역을 하였다. 그러나 교정을 보는 과정에서 내가 문장의 전체적인 통일성을 위해서 이재갑 선생의 좋은 의역을 내 직역 스타일로 많이 바꾸었다. 그러므로 번역상의 모든 문제는 내 오류임을 밝힌다.

번역을 하면서 1991년 우연히 '전북 여성의 전화' 에서 상담 이론을 알려 준다고 시작한 것이 여성운동에 발을 들여 놓게 되었고, 2001년부터 융 분석을 공부하고 있는 내 현실에서 이 책의 내용은 커다란 심리적 부담으로 다가왔다.

번역을 하는 과정에서 개인적으로 알코올중독에 가까운 나를 약간은 치료할 수 있었고, 나를 더 많이 이해할 수 있는 기회가 되었다는 고백을 하지 않을 수 없다.

교정을 보면서 출판사의 숨어 있는 공로가 곳곳에서 보인다. 그리고 이 책의 공역을 권한 이재갑 선생에게 고맙고, 그동안 여성운동에서, 분석심리학에서 나를 돌보고 이끌어 주신 분들께 모두 모두 감사하다. 공교롭게 번역하는 동안 전북대학교에서 교수들에게 주는 연구비를 받게 되었다. 정말 고마운 일이었다.

마지막으로 가정에서 부정적인 모성 콤플렉스에도 불구하고 잘 커 준 두 딸에게, 나의 긍정적이고도 부정적인 모성 콤플렉스를 보게 해 주신 두 분의 살아계신 어머님께도 감사드린다. 모성 콤플렉스를 투사할 수 있는 반려자가 있어서, 내 그림자를 볼 수 있어서 지금이 참 좋다.

마지막으로 색인 작업을 해 준 우리 큰딸 조은이의 수고가 컸다.

2012년

역자를 대표해서

정애자

저자 서문

어렸을 때, '어른이 되면 무엇을 할까?'를 고민하다가 아프리카에 가서 알베르트 슈바이처Albert Schweitzer를 돕겠다고 결정하였다. 그런가 하면 정신과 의사가 되고도 싶었다. 어린 나에게 이 두 결심이 반드시 연관되는 일일 필요는 없었다. 왜냐하면 나는 아프리카가 어디에 있는지, 슈바이처 박사가 무엇을 했는지도 몰랐으며, 정신과 의사가 된다는 것이 무엇을 의미하는지도 몰랐기 때문이다. 나에게 중요한 것은 삶에서 아마도 도움이 되는 어떤 것을 실행하는 것이고, 당시 내가 있던 곳에서 가능하면 멀리 가는 것이었다. 어린 시절의 이 같은 환상은 별로 놀라운 일이 아니었다. 왜냐하면 그때 나는 어른들의 음주와 관련된 문제로 몹시 힘들게 성장하고 있었기 때문이다. 하지만 어린아이로서 나는 그들을 이해할 수도, 도울 수도, 도망갈 수도 없었다. 이 세 가지 일을 모두 할 수 있게 된 것은 훨씬 나중의 일이었다.

우리 가족과 가까운 지인 중 알코올중독자였다가 회복된 사람이 있었는데, 그는 나에게 단주모임에 관한 이야기를 해 주었다. 그리고 알코올중독에 대해 가장 잘 알고 있는 그들에게서 이야기를 듣고 배울 수 있는 공개 모임에 나를 데리고 갔다. 그것은 내가 성장하였던 혼란스럽고 모순된 성장 환경을 새롭게 이해할 수 있는 시작이었다.

이후 나는 마침내 그곳을 떠났다. 처음에는 공부하고 일을 하기 위해 프랑스로 갔다. 그런 이후 어린 시절 나의 영웅이었던 슈바이처가 태어난 스위스로 향했다. 그러나 그 무렵 나의 관심은 다른 곳에 있었다. 아프리카로 가거나 또는 의과대학에 입학하여 정신과 의사가 되기보다는, 사람들을 돕는 전문가가 되고 싶었고, 인간의 마음에 대해 더 많이 알고 싶었다. 그래서 나의 영웅은 슈바이처에서 칼 융Carl Jung으로 바뀌었다. 또한 분석가가 되기 위해 수련을 받았다.

몇 년간의 수련 생활 중, 융학파 분석의 개별적 분석과 단주모임Alcoholics Anonymous의 집단적 접근이 너무도 유사하고 같은 방향이어서 깊은 인상을 받고는 했다. 이러한 경험을 하면서 어떻게든 이 두 가지를 하나로 통합하는 것이 나의 목표가 되었다. 알코올중독의 문제를 파악하려는 시도로 이 두 가지 접근이 서로를 어떻게 보완하고 도움이 될 수 있는지 보여 주게 되었다. 이 책은 나의 그러한 노력의 산물이다.

내가 특히 여성의 알코올중독에 관심을 갖게 된 것은, 나의 여성주의feminism적 경향과 몇 년에 걸쳐 남녀 알코올중독자를 관찰한 경험이 복합적으로 작용한 결과다. 단주모임 안팎에서, 여성의 알코올중독이 남성의 알코올중독과는 많이 다르다는 것을 알게 되었다. 그럼에도 이러한 차이는 간과되거나 부정되었고, 이는 심지어 그 단주모임에서 받아들이기를 원하는 여성들에게도 마찬가지였다. 인상적이었던 것은, 이른바 여성 음주의 은밀함secrecy in women's drinking의 반복이었다. 남성이 바와 공개적인 술집에서 사업상 또는 사교적인 만남을 통해 알코올중독으로 발전하는 경향이 있는 것과는 달리, 여성은 대부분 숨어서 홀짝거리거나 세탁 바구니 또는 주방의 찬장에 술을 숨겨 놓고 마신다고 하였다.

더구나 자신의 음주 문제를 공개하고 절주에 성공한 경우에도, 여성은 역시 절주에 성공한 남성과는 여러 측면에서 상당히 다르게 이야기를 한다. 예컨대, 알코올중독자인 남편을 둔, 지지적이고 도움을 준 모든 부인은 처음 절주를 시도하는 가장 어려운 시기에 남편 곁에서 인내하며 이해하고 도우려고 애를 쓴다. 그러나 알코올중독자인 부인을 둔 남편은, 절주에 성공하기 전에 그녀를 떠나거나, 그녀를 공격적으로 대하지 않는다고 해도 그녀의 절주 노력에 무관심한 태도를 보인다.

지금까지의 알코올중독에 관한 문헌에는 이러한 남녀 간의 차이가 거의 언급되지 않았다. 이것은 알코올중독이 단일한 질환으로 인식되어 왔음을 의미하며, 결과적으로 남성에게만 적합한 이론이었음을 보여 준다. 여성이 언급되는 경우에도 특별한 구분 없이 남성의 알코올중독에 대한 이해를 그대로 적용하거나 남성 알코올중독보다 더 심한 중독으로, 남성의 알코올중독에서 보다 더 일탈된 것으로 간주하였다. 이러한 상황에서 여성 알코올중독자가 자신의 경험을 이야기하는 것을 정기적으로 들으면서 이런 나의 관찰이 확인되었으므로, 마침내 나는 여성 음주자의 관점에서 알코올중독의 문제에 관해 써 보기로 결정하였다.

당연히 그런 문제를 어느 한쪽 성의 입장에서만 이해할 수는 없다. 남성과 여성 알코올중독자가 공유하는 중요하고 일반적인 배경과 증상이 존재하는데, 이러한 점도 논의하였다. 또한 남성과 여성 알코올중독자 모두에게 영향을 주는 일반인의 태도에 대해서도 논의하였다. 그러나 이 책에서 중요하게 다룬 것은 여성 알코올중독자이며, 사례는 여성 알코올중독자로 제한하였다.

독자를 위해서 부록에는 단주모임의 12단계twelve steps와 12전통twelve traditions의 목록을 단주모임의 문헌 그대로 수록하였다. 또한 단주모임의 공동 창시자인 빌 윌슨Bill Wilson과 칼 융 사이에 교환된 편지도 수록하였다.

머리말

1978년 미국에는 대략 1,000만 명의 알코올중독자, 즉 문제성 음주자가 있었고, 그중 1/3은 여성이었다.[1] 여성 음주자의 수는 물론, 신입회원 중 여성의 수가 증가하는 가운데, 당시 단주모임의 100만 회원 중 여성의 비율은 남성과 같았다. 오늘날 정확한 수치는 알 수 없지만, 여성 알코올중독자의 수는 미국과 서부 유럽에서 분명히 증가하고 있으며, 알코올중독은 더 이상 남성에게만 있는 독특한 문제로 인식할 수 없게 되었다. 이러한 변화는 여성과 남성의 전통적 역할에 대한 사회적 관점이 크게 변한 것과 관련이 있다. 최근까지도 여성은 남성과는 다르고 열등한 것으로 간주되어 왔다. 그럼에도 적어도 여성은 여성 나름대로 하위문화를 가지고 있었다. 여성적 가치가 두드러지는, 이 모성과 여성의 세계에서 개인의 개성selfhood과 자율성을 발전시킨다는 것은 매우 어려웠다. 그보다는 집합적인 성적 연대감과 정체성을 획득하는 것이 수월하였다. 여성은 이 낙원에서 다소 무의식적인 상태에 머물렀고, 남성은 외부의 '실제' 세계에서 행복하게 지낼 수 있었다.

그러나 이제 여성의 하위문화는, 적어도 원래의 신성한 상태로는 더 이상 존재하지 않는다. 아무리 자연분만을 하고 모유 수유를 한다 하더라도, 그리고 자연분만과 모유 수유가 아무리 훌륭하다 해도, 시계를 거꾸로 돌릴 수는 없다. 마치 백인이 파괴하고 다시 백인이 '재발견한' 인디언과 흑인의 문화를 민속학적 재현과 멋진 소수민족 연구들이 더 이상 회복시킬 수 없게 된 것과 마찬가지다. 달리 비유하자면 여성 문화의 몰락은 소위 덜 발달되고, 덜 문명화된 사람들의 문화와 거의 같은 방식으로 전개되었다. 즉, 인디언이나 흑인은 자신의 가치와 역사가 말살되자 전염병처럼 백인의 화주火酒인 술에 굴복하였다.

그것이 불행한 일이건 아니건, 지난 200년간의 사회적 변동은 보수적인 여성의 영역을 잠식해 들어갔다. 그 결과, 역사적으로 가장 강하고 운이 좋은 여성들이 고립된 낙원에서 탈출하여 보다 의식적인 방법을 찾아서 전통적으로 남성의 영역이었던 권력과 영향력의 세계에 참여하기 시작하였다. 이러한 진보들로 전통적으로 남성의 세계에서 누려 왔던 특혜뿐만 아니라 병리病理도 공유하게 되었는데, 이 중 알코올중독은 가장 만연된 병리 중 하나다.

뚜렷한 확신이 있거나 아니면 단지 두려움 때문에 그 낙원에서 뛰쳐나오지 않은 여성들도 있었다. 그러나 그녀들이 그 보호 고치 속에서 안전하게 지냈던 것은 아니다. 아니타 브라이언트Anita Bryant, 1940년 3월 25일 오클라호마 출생. 가수 겸 동성애 반대 운동가. 1977년 동성애 차별을 금지한 지방법령의 철회를 요구한 사회운동으로 유명하다와 하늘이 정해 준, 해부학적으로 이미 결정된 운명을 수호하기 위해서 가정으로 돌아가 자고 주장하던 다른 여성들 모두 논쟁적인 아니무스animus의 힘에 집중하였다고 하더라도 그들은 '여성의 세계를 지키려고 싸운다.'는 그녀들의 믿음으로 바보짓을 하고 있었다. 왜냐하면 그러한 세계는 바로 남성이 꿈꾸는 이상적인 여성의 세계이기 때문이다. 과학의 발전과 전문가의 의견임을 내세우며, 여성에게 인간이 되는 방법들을 떠들고 다니는 전문가들은 어느 곳에나 존재한다. 훌륭한 부인이 되는 방법, 훌륭한 어머니가 되는 방법—이러한 지침들은 상호 선택은 아니라 하더라도 막강한 광고산업의 지원을 받는 박사들과 관련 권위자들이 발표하는 것이다—은 분명하고 최종적인 결론과 같은 것이다. 전통적으로 아웃사이더 여성인 정부情婦조차도 체제에 흡수되어 그녀의 직업이 어떠해야 하는지에 관한 지침을 받는다. 구애求愛와 유혹은 대중잡지에서 요리와 육아법처럼 요약되고 체계화되어 서술된다. 사실 여성의 의식과 권리는 진보했지만, 여성 또는 인간으로서 그들의 고유한 가치로 정의된 사람이 실제로 거의 없는 이러한 시대는 역사상 결코 없었다. 만약 이것이 남성 지향의 세계에 들어가는 것을 선택한 일하는 여성에게 피할 수 없는 것으로 보인다 하더라도, 그 세계에 참여하지 않고 뒤에 남아 있는 여성들에게도 상황은 별반 다르지 않다.

마지막 아이러니는 권력을 갖고 있는 가부장적 사람에게서 나온 것이 아니라, 반체제적이고 여성주의를 옹호하며 보다 유연한 성역할을 호소하던 남성들에게서 나왔다는 것이다. 그들은 여성의 세계에 들어와 가정에서 가사를 담당하였다. 남자도 가사를 할 수 있다는 이런 행동은 성역할에 대한 완고한 고정관념을 와해시키는 매우 긍정적인 효과가 있었던 것이 사실이다. 그러나 남성의 변화에 대한 가치가 여성의 변화에 주는 가치에 반대로 나타나고 있다. 가사의 즐거움을 발견한 감동이 가득한, 애정 깊고 따뜻한 아버지이자, 성실한 가정주부家庭主夫인 남자들에 대한 보도가 넘쳐났다. 감정과 여성성을 표현하는 그들의 용기가 칭송되었다. 반면에 여성은 어떤 일이 있어도 남성에게 공격적이어서는 안 된다고 강요받았다. 여성이 '남성적' 특성을 보일 때 순간적으로는 보상을 받을 수도 있지만, 그들은 물질적인 평등에 사회적이고 개인적 상실의 대가를 더 자주 치뤄야 할 것이다.

이 순환circle은 완성되었고, 여성은 그 자신의 진화 과정에 갇혀 버렸다. 이제 여성은 '순진무구한 여성'이라는 환상의 낙원으로 다시 돌아갈 수 없게 되었다. 여성의 의식은 너무나 큰 피해를 입었다. 뿐만 아니라, 소위 여성주의적 문화로 남은 대부분은 남성주의적 관심이거나 또는 모방에 불과했다. 그렇다고 여성 전체가 문자 그대로 완전히 '남성과 똑같아지는' 것도 아니었다. 이런 상황에 남성이거나 여성이거나 아무도 준비되어 있지 않았고, 그것이 반드시 해답이 될 수도 없었다. 우선 당장은 대부분의 여성이 '여성이 없는 세계no-woman's-land'에 단지 갇혀 있다. 이 세계에서 각자 개인적 해법을 찾으려 노력하여, 어떤 여성은 다른 여성보다 만족스러워했다. 이러한 해법은 대개 간접적인 운동을 야기하였는데, 이는 여성이면서 인간이 되는 절충적이거나, 새롭고, 비인습적인 방법들의 시도였다. 이런 운동 중에는 건설적이고 신선한 삶의 방식이 된 것도 있지만, 그렇지 않은 것도 있었다.

어떤 문화권 구성원이 내적 결속력과 정체성을 잃어버릴 때, 스트레스나 중독과 같은 질병으로 고통받기 쉬운데, 이것은 여성도 예외가 아니다. 예속적이기는 했지만 안전했던 지위에서 쫓겨남으로써 여성은 융이 남성의 질환man's illness이라고 주장했던 질병에 걸릴 자격을 갖추었다. 여성은 더 이상, 융이 묘사했던 전통적인 집단적 형식의 여성 역할에 굳게 뿌리내린 남성적 아니무스심혼에 의해 '외견상 부드럽지만 내적으로는 강한' 존재가 아니다. 오늘날의 여성은 외견상 강인하지만 내적으로는 불안정하거나, 또는 흔히 외적 · 내적으로 모두 불안정한 존재이기 쉽다. 여성의 아니무스는 분열되었다. 이렇게 분열된 아니무스는 여성을 부권父權에서 해방된 세계로 밀어넣는 동시에 전통적으로 승인된 수동성으로 끌어 당긴다.

여성들은 이러한 내적 그리고 외적인 남성성의 밀고 당기기에서 벗어나 여성적 모델을 발견하고자 하지만, 그런 모델은 거의 존재하지 않는다. 현대의 영적 욕구를 따라가지 못한, 제도화된 교회의 쇠락과 기독교 문명의 붕괴는 신경증과 알코올중독 같은 사회적 문제로 이어지는 개인의 정신적 혼란을 초래하였다. 이처럼 보다 분화된 여성적 역할 모델의 부재는 현대 여성의 욕구를 충족하거나 지침을 주지 못함으로써 새로운 정체성을 찾으려는 여성들이 길을 잃거나 다른 힘에 압도당한 채 남겨졌다.

임상적 측면

자신들의 문제에 대한 '해법'으로 술을 선택한 여성 중에서 누가 알코올중독이 자신을 선택하였다는 것을 알게 되는가? 여성은 술을 마실 때 무엇을 하며, 그때 술이 여성에게 어떠한 영향을 미치는가?

남성과 마찬가지로, 알코올중독자가 사회에서 보이는 암울한 모습 때문에 고정관념이 만들어지며, 이 때문에 여성 음주자는 남성 이상으로 왜곡된다. 그러나 이러한 고정관념과 달리, 여성 알코올중독자가 히스테리적인 배우, 단정하지 못한 하숙집 여주인, 욕구 불만의 노처녀에만 국한되는 것은 아니다. 여성 음주자는 모범적인 주부일 수도 있고, 열성적인 전문직 여성이거나 미국 대통령의 부인일 수도 있다[2]. 예컨대, '여성을 위한 단주모임Alcoholics Anonymous for the Woman'이라는 브로슈어를 보면, 여섯 개의 '전형적인' 여성 음주자의 모습이 기술되어 있다. 하지만 어느 것도 사회의 전형적인 고정관념에 부합되지 않는다. 이 여섯 개의 전형적인 여성 음주자란 가정주부, 작가, 죄수, 가수, 박사 그리고 병원 종사자다. 외견상 이들 사이에 공통점은 많아 보이지 않는다. 이들은 생활 양식이 서로 다른 것처럼 생활 환경도 많이 다르다. 이들의 공통점은 술을 먹을 수밖에 없는 강박적인 행동뿐이다. 어떻게 해서 중독이 되었고, 어떻게 중독에서 벗어났는지를 보면, 그 패턴은 매우 다양하다.

그러나 이들 여성, 그리고 다른 알코올중독자의 음주력을 살펴보면 정상적인 음주와는 다른, 중독에 이르는 전형적인 성격 특성과 음주 패턴을 보인다. 많은 사람이 그러한 패턴을 연구해서 책이나 논문으로 발표하였다. 영국의 닐 케셀Neil Kessel과 헨리 월튼Henry Walton은 과도한 음주에서 알코올중독으로, 그리고 다시 만성적인 알코올중독이 되는 임상적 진행 과정을 매우 자세히 기술하였다. 그들은 심지어 이러한 과정을 54단계로 상세하게 분석하였는데, 이를 요약하면 다음과 같다.

- 과도한 음주excessive drinking로 음주에 대한 집착이 특징이다. 직장과 사회에서 기능하기 위해 술이 필요하고, 음주에 대한 죄책감을 느끼며, 변명이나 거짓말을 한다.
- 기억상실blackout의 빈도가 증가하고, 돈과 관련된 사기와 사치, 결근, 사회적 고립, '부인이 더 많은 책임을 떠맡음' 때문에 중독addiction이 나타난다.
- 점차 병적 질투, 성적 욕구의 감소, 아침부터 음주하기, 자살 시도와 가정 해체가 되돌릴 수 없는 중독 상태에까지 이르게 한다. 그리고 마지막 단계인 만성 알코올중독chronicity에서는 혼란스러운 사고, 알코올 금단성 섬망DT, 지속적인 음주가 나타나며, 최종적으로는 '단주모임AA에 참석하거나 의학적 치료를 받게 되는데'[3] 이것은 운이 좋은 경우다.

부인과의 관계와 성적인 증상은 남성 알코올중독자의 전형적인 모습이다. 또한 남성이 가족, 직장, 건강, 체면을 모두 잃는 등 54단계를 거친 인생의 궁지에 이르러서야 비로소 도움을 청하게 되는, 그런 기만적인 것이 알코올중독이다. 그러나 단주모임과 오늘날의 알코올중독 연구에 의하면, 여성이거나 남성이거나 알코올중독자가 그렇게 인생의 최악 상태를 경험해야만 도움을 청하는 것은 아니다. 뿐만 아니라 중독의 여러 단계를 여성 알코올중독자도 겪을 수 있지만, 이는 소수에게만 해당되는 이야기다. 여성 알코올중독자도 죄책감, 자존감 저하, 자책, 무책임함 및 비참한 삶 등 남성 알코올중독자와 비슷한 특징을 보인다. 그러나 여성 알코올중독자의 경우 은밀한 음주자secret drinking가 많고 만성 알코올중독자가 상대적으로 적다. 이러한 사실은 전형적인 남성 알코올중독과 여성 알코올중독 간의 차이를 보여 준다.

반면, 임상적 관점에서 본다면 여성의 알코올중독을 촉진하는 원인과 여성 알코올중독자에게서 발견되는 성격 특징은 개인적인 배경과 상관없이 남성 알코올중독자와 유사하다고 할 수 있다. 이와 관련된 요소는 데이비드 스튜어트David A. Stewart의 『자유를 향한 갈망Thirst for Freedom』에 잘 설명되어 있다. 스튜어트는 케셀과 월턴보다 전문용어의 사용을 줄이고, 지나친 음주에 대한 갈망을 일으키는 원인을 다음과 같이 다섯 가지로 요약하였다.

- 책임 또는 사적인 관계의 고통을 둔화시키려는 욕망
- 긴장과 불안의 완화
- 지루함과 피로의 완화
- 울적한 기분의 해소
- '어른' 이라는 감옥에서 해방되어 어린애 같은, 더 자주 유치함의 자유로움을 경험하려는 욕구

더 나아가 그는 남성과 여성 알코올중독자의 성격 구조에서 두드러지는 여섯 개의 핵심적인 속성을 언급하였다. 그가 밝힌 알코올중독자의 특징은 다음과 같다.

- **과민한**hypersensitive: 다른 사람보다 신체적 · 심리적 자극에 더 민감하다.
- **의존적인**dependent: 정서적 안정감이 뿌리 깊이 결여되어 있어서 어떤 면에서는 정서적으로 미성숙한 채로 있다. 그렇기 때문에 삶의 고통에서 자신을 보호하려는 욕구가 있고, 알코올에 취하면 퇴행적 증상을 보인다.
- **이상주의적인**idealistic: 자아 팽창과 수축 사이에서 왔다 갔다 한다. 즉, 자신의 능력을 과대평가했다가 어느새 자신을 자책하는 행동을 보인다.
- **충동적인**impulsive: 좌절에 대한 내성을 갖추는 데 필요한 일차적 안정감이 부족하기 때문에 즉각적인 만족을 추구하는 경향이 있다.
- **완벽주의자**perfectionist: 자신에게 비판적이며, 흔히 상대방이 권위적이면 반항적이 된다.
- **소망적 생각을 품은 자**wishful thinkers: 폭군과 같은 완벽주의 성향 때문에 자신의 꿈을 실현하기 위하여 환상으로 도피한다.[4]

오늘날 많은 사람이 그러한 특성을 갖고 있다. 오늘날의 심리학적 개념으로 설명하면 그들은 자기애적이라고 할 수 있다. 이를 다시 융학파의 언어로 설명하면 그들은 일반적으로 영원한 소년puer과 영원한 소녀puella 유형으로 인식할 수 있다. 그러나 자기애적 성격 구조 또는 영원한 소년/소녀 유형 내에도 각기 다른 성격 표현과 변형이 있으며, 모두 알코올중독자가 되는 것도 아니다. 알코올중독자의 특성은 그저 취하기 위해서 술을 마신다는 것이다. 이들은 원하든, 원하지 않든 술을 마신다. 음주에 대한 통제력이 없다. 즉, 일단 술을 마시기 시작하면 자제력을 잃을 가능성이 매우 높다. 그리고 다른 사람이 그들을 통제하려고 한다거나 통제하려는 의도를 표현하려고 한다고 그들 자신의 편에서 표현할 위험이 많다.

일반적인 용어로 알코올중독자를 설명하자면, 술을 마시게 되면 이들은 음주의 신인 디오니소스Dionysos에게 사로잡히게 되는 것이다. 알코올중독자는 아동기에 경험한 불안정과 타고난 기질적 요인 때문에 집단적 규준을 지키는 것이 어렵다. 그래서 술을 마시면 이들은 사회적으로 용납되는 아폴론적 이상Apollonian ideals을 수용할 것인가, 아니면 디오니소스처럼 바로 이러한 이상에 반항하고 파괴할 것인가의 대극에서 오는 긴장을 경험한다. 만약 이들을 둘러싼 환경이 '음주에 우호적'이라면, 이러한 긴장은 술로 해소가 될 것이고, 결국 그들은 알코올중독자가 될 것이다. 그러나 이러한 술을 통한 긴장 해소가 단순히 포기나 반항을 의미하는 것은 아니며, 또한 단지 반대만도 아니다. 즉, 그것이 그저 환상에 불과한 것이어도 그 개인적인 불안을 넘어서 인습적인 사회의 평균적인 구성원 '이상'의 존재가 되려는 시도다. 또한 아직 다른 무엇인가가 더 있다. 스튜어트는 다음과 같이 이야기하였다.

> 부에 대한 관심보다, 권력 · 명성 · 섹스에 대한 흥미보다 더 깊고, 또한 심신의 문제나 고통의 증거보다도 더 깊은 것—그것은 고통의 감소를 초월하는, 긍정적 경험 이상의 어떤 것에 대한 탐구다. (알코올중독자)는 그의 심층에 있는 모든 감각적이고 상상적인 인간 존재의 이상 ideal을 단지 표현하고 있는 것이다.[5]

이러한 이상이 무엇인지 확인하려는 것이 이 책의 주 목적이다. 또한 알코올중독자, 특히 여성 알코올중독자의 삶에서 이러한 이상이 왜 보다 창조적 활동으로 표현되지 못하고 알코올중독에 이르게 되는가를 확인하려는 것은 이 책의 또 다른 목적이다.

확인한다는 것은, 하나의 주제를 둘러싼 맥락과 그 주제의 특성을 탐색하는 것을 의미한다. 중세의 의사이자 연금술사 alchemist인 파라셀수스 Paracelsus는 그렇게 탐색할 때, 그저 사색하기보다는 지각된 현상을 다루는 것이 더 낫다고 믿었다. 그는 "자연은 관찰할 수 있는 것이고, 사색은 관찰될 수 없는 것이기 때문에…… 가시성은 진리를 제공한다. 불가시성은 아무것도 주지 못한다."[6]라고 하였다.

그러나 물질을 다루는 의사이면서, 동시에 연금술의 신비를 탐구하였던 파라셀수스는 시각과 지각에는 두 가지 유리한 점이 있음을 알고 있었다. 그것은 바로 객관과 주관, 즉 외적인 것과 내적인 것이다. 앞에서 알코올중독자의 양태를 임상적으로 기술하고, 문화적 배경을 서술할 때는 주로 객관적인 관점을 사용하였다. 이러한 객관적 서술은 이 책의 나머지 장에서도 여성 음주자의 사례 연구를 통해 알코올중독과 여성 알코올중독자에 대한 다양한 관점이 어떻게 발전해 왔는지를 설명하는 데 사용할 것이다. 그러나 이 책은, 여성 알코올중독자에 관한 임상적 설명과 사회학적 그래프는 넘치도록 많지만, 그들에 관한, 그리고 그들 자신의 내적 경험에 대한 주관적 자료는 별로 없다는 관찰과 확신에서 시작되었다. 그들에 관해 보다 주관적인 형식으로 쓰인 것들은 주로 자서전이나 소설과 같은 문학이었으며, 그것은 때로 매우 계몽적이었다. 그럼에도 알코올중독 관련 전문가들은 이러한 소재를 거의 참고하지 않거나 진지하게 관심을 보이지 않았다.

그렇기 때문에 나의 주요 목적은 외부와 내부의 실재, 즉 객관적인 사실과 의견에 관심을 두면서 동시에 '내부의' 주관적인 의견과 생생한 경험에 대한 탐구에 균형을 맞추는 책을 쓰자는 것이었다. 여기에는 내 자신과 다른 이들의 경험이 모두 포함되어 있으며, 결국 여성 알코올중독자들이 이 책의 실제 저자라고 할 수 있다.

차 례

1

의학적 배경과 이론적 모델

병리로서의 알코올중독

알코올중독은 19세기에 들어서야 특정 질병으로 인정받게 되었다. 그때는 산업혁명의 시기로 알코올중독이 특히 노동계급에서 전염병 수준으로 퍼져나갔다. 그러나 당시는 이성의 여신이 큰 영향력을 발휘하던 때였기에, 일반적으로 교회와 사회에서 다루던 정신질환을 과학과 의학에 따라 분류하고 진단하기 시작했다. 이 같은 현상은 알코올중독의 경우도 예외가 아니었다. 당시 많은 의사가 알코올중독을 기술하고 분류하려고 노력하였다. 그러나 사람들이 왜 술을 마시는지를 이해하려는 사람은 거의 없었다. 더구나 남성 음주자와 여성 음주자가 차이가 있을 것이라고 이해하려는 사람은 더 적었다. 일반적으로, 특정 논리적 분류를 내담자에게 부여한다는 객관성의 허울에도 불구하고, 알코올중독에 관련이 있는 의사들의 태도는 주로 도덕적 관점이 지배적이었다. 알코올중독은 하나의 질병이라기보다는 도덕적인 타락의 사악한 증상으로 간주되었다.

몇몇 예외도 있었는데, 미국인 의사인 조지 비어드George Beard는 오랜 시간 알코올중독자를 연구하였다. 그는 알코올중독은 사용된 에너지와 사용 가능한 에너지 사이의 불균형에서 기인한 문제라고 결론내렸다. 특히 그는 자신이 연구한 모집단의 대다수를 차지한 육체 노동자의 경우, 알코올이 그들의 정상적인 평균치를 넘어서서 일할 수 있도록 도움을 주는 인위적 흥분제라고 생각했다. 음주를 하였을 때 특이한 신체적 또는 심리적 효과에 한 번이라도 고무되었던 경험이 있는 사람은 그의 주장에 동의할 것이다. 그러나 당시 비어드가 알코올중독의 원인을 도덕이 아닌 신체적인 면에서 강조한 것은 이례적이었다.

프랑스인으로서 무의식 연구의 개척자 중 한 사람인 피에르 자네Pierre Janet는, 비록 신체적 긴장이 아닌 심리적 긴장에 기초한 이론이기는 하지만 다소 유사한 결론에 이르렀다. 그는 알코올중독자는 활기차게 생활할 수 있도록 자극받기 위하여, 심지어 범죄 같은 일종의 중독적인 흥분이 필요한 '신경쇠약에 걸린' 사람이라고 제시하였다.[8] 훗날, 제1차 세계대전 이후 그는 사회적 · 국가적 관점에서 알코올중독에 대한 연구를 광범위하게 하였는데, 이는 19세기에서 20세기로 넘어가면서 그의 사고 체계의 변화가 그대로 반영된 것이다. 이러한 사회문화적 관점은 보다 세련된 심리학적 이론과 함께 오늘날까지 우세하게 되었다.[9]

19세기로 돌아가 보면, 알코올중독에 관한 자신들의 이론에서 과학과 도덕성을 조화시키려고 시도한 사람은 겨우 몇 사람뿐이었다. 비엔나에서는, 무의식의 심리학 개척자 중에 한 사람인 알프레드 아들러Alfred Adler는, 다른 심리학적 질환과 마찬가지로 알코올중독도 기관열등 organ inferiority의 결과이고, 그의 유명한 '남성적 주장 masculine protest'의 표현이 나타낸 결과라고 생각하였다. 음주를 통해

서 알코올중독자는 공동체 구성원의 의무와 책임에서 벗어난다는 것이다.[10]

스위스에서는, 취리히 대학교 정신과 교수이자 부르크휠츨리 정신병원의 개혁자였던 오귀스트 포렐Auguste Forel은, 정신의학이 심리 과정의 새로운 발견에도 불구하고 왜 여전히 알코올중독에 대한 결론에 이르지 못했는지 의문을 제기했다. 자신의 동료들에게서 만족할 만한 대답을 듣지 못한 그는 다른 사람의 알코올중독을 치료하고 자신도 스스로 치유했다고 알려진 구두 수선공과 이야기를 나누었다. 그는 포렐에게 "선생님은 금주가가 아니시겠지만 저는 금주가입니다."[11]라고 하였다.

이후 포렐은 금주하였고, 그에게 치료를 받으러 오는 많은 알코올중독 환자를 자기의 실천에 근거하여 도울 수 있었다. 그의 방법금주은 치료라기보다는 하나의 범례 그 이상의 어떤 것이었다. 이것은 치료자의 심리학적 성향이 실제 기법이나 이론만큼 중요하다는 것을 보여 준다. 그러한 태도는 여러 면에서 약 50년 뒤에나 나타나는 단주모임 프로그램의 성공을 예견하는 것이었다. 이것은 또한 분석가는 상위의 존재가 아니라, 변증법적 대화의 참여자로서 거기에서 '의사 자신의 인격이 치유적 요소 또는 해로운 요소'가 되며, 결과적으로 '이제 요구되는 것은 치료자 자신의 변환'[12]이라는 융의 믿음을 입증하는 것이다.

그러나 이들의 연구들과 소수의 다른 치료자를 제외하고는, 알코올중독은 19세기 의학적 체계의 전방에서 많은 주목을 받지 못했다. 새로운 과학인 정신의학을 배우는 학생들이 유명한 의사인 샤르코

Charcot와 파리의 살페트리에르Salpetriere, 샤르코는 정신병원에서 최면술로 히스테리를 치료하는 것으로 유명하였다가 히스테리 환자들을 치료하는 것을 보러 병원을 순례하였지만, 그 병원의 안팎에 알코올중독자들을 보러 줄을 선 사람은 아무도 없었다. 알코올중독자를 진료하게 된 다른 의사들도 전임자들과 마찬가지였다. 그들이 제시한 치료법이란, 대개 부유한 환자에게는 질이 좋은 포도주를 권하고, 가난한 환자에게는 자선단체를 찾아가도록 하거나 품위 없는 죽음을 선언하는 것이었다. 어떤 대안이든 당시의 전통적인 의학 체제가 그들의 사회적 · 문화적 환경과 공유하였던 '알코올중독은 도덕적 타락'이란 관점을 반영하는 것이었다.

20세기에 와서 이전과는 다른 관점이 전개되고 사회적 · 심리학적 · 문화적 문제가 제기되면서, 알코올중독이 보다 광범위하고 덜 도덕적인 맥락에서 조망되기 시작한 것은 1915년 자네Janet의 연구에 이르러서였다. 그러나 대부분의 정신 및 신체 질환과 달리 알코올중독이라는 용어는 도덕적 반응과 논쟁을 계속 야기했고, 지금도 여전히 계속되고 있다. 세계보건기구World Health Organization는 1951년에 알코올중독을 질병으로 공식 인정하였다. 그러나 알코올중독이 이처럼 범죄가 아닌 질병으로 인지되었음에도 불구하고, 그것을 구성하는 것이 정확히 무엇인지에 대해서는 아직도 의견이 분분하다. 『알코올중독의 모델Models of Alcoholism』의 저자인 시글러Siegler와 오스몬드Osmond는 다음과 같이 이야기하였다.

> 알코올중독은 정신분열증 및 약물중독과 마찬가지로 논쟁 중인 질

병이다. 즉, 어떤 사람은 질병이라 하고, 어떤 사람은 도덕적 실패라고 하며, 또 어떤 사람은 여전히 심리장애라고 하는 바람직하지 못한 상태다. 그것은 또한 사회적 문제, 손상, 가족의 잘못된 상호작용 또는 유쾌한 활동인 사회적 음주의 설명할 수 없는 결과라고 규정할 수도 있다.[13]

알코올중독 전문가가 많으면 그만큼 알코올중독에 대한 다양한 관점이 존재한다. 의사와 성직자, 심리학자와 경찰, 사회적 음주자와 알코올중독자 등이 모두 알코올중독에 관하여 다른 이야기를 하는데, 각자의 관점에서 보면 모두 사리에 맞는 설명이라고 할 수 있다.

이처럼 난제를 해결하기 위하여 시글러와 오스몬드는 '알코올중독의 모델'이란 아이디어를 제시하였다. 이 모델은 본질적으로 포괄적인 것은 아니며, 단순히 이론들이 발전하고 특정 태도가 전개되는 뼈대에 불과하다. 그들은 19세기 전통에서 일종의 이론적 분류, 즉 알코올중독을 연구할 수 있고, 연구하고 있는 서로 다른 방법의 간결하고 기초적인 관념을 제공하였다.

이 도식을 검토하는 나의 목적은 여성의 알코올중독에 관해 이야기되는 것과 이야기되지 않는 것을 포함하여, 그 주제에 대한 현존하는 태도를 검토하고 의견을 제시하기 위해서다. 그런 다음 나의 생각을 전개하는 데 출발점과 준거로 사용할 것이다. 그 모델은 추상적 개념으로 사물이 무엇인지를 서술하는 사고 기능thinking-type function의 산물이다. 나는 가치 판단을 시도하지 않았으며, 또한 어떤 이론이든 상세한 예를 제시하지도 않았다. 나는 단지 다양한 접근법과 태도를 명료화하는 방법으로 분류 시스템을 제공하였다. 나는 다양한 시스템에 사례를 들어서 채우고, 이들 모델에 대한 주관적인 코멘트를 더하였다. 특히 이러한 것이 여성 음주와 어떤 관련이 있으며, 어떤 영향을 미치는지를 설명하고자 하였다.

이들 이론은 다음 아홉 개의 광범위한 범주 및 모델로 알코올중독에 대한 다양한 태도를 반영한다.

- 결함 모델
- 금주 모델
- 음주 모델
- 단주모임 모델
- 과거의 의학 모델
- 최근의 의학 모델
- 과거의 심리학적-분석적 모델
- 최근의 심리학적 모델
- 가족 상호작용 모델

앞의 네 개의 모델은 알코올중독에 대한 비전문가 모델lay model이다. 즉, 이들은 일반인의 알코올중독에 대한 설명에 기초하고 있다. 나머지 다섯 개의 모델은 전문가 모델로서, 알코올중독의 치료와 해석에서 권위자로 인정되는 학파와 학자들이 제안한 것이다.

알코올중독에 대한 비전문가 모델

우리 사회가 알코올중독자에 대해 가지고 있는 일반적인 태도와 관점을 기술하기 위하여 앞의 세 개의 비전문가 모델을 간략하게 설명하고자 한다. 이들 이론들이 일반적으로 알코올중독자에 관해 이야기하는 것처럼 여성 음주자에 관해 특별한 언급을 하지 않는 점은 흥미롭다.

네 번째 비전문가 모델은 1935년 모임이 창설된 이후 발전한 단주 모임이다. 나는 이 모델을 보다 자세히 설명하고자 한다. 왜냐하면 이것은 내 관찰의 기초를 이루고 있고, 이 책의 후반부에 제시되는 자료를 제공한 실험실 역할을 하기 때문이다.

결함 모델

결함 모델impaired model에 의하면, 알코올중독자는 그저 술에 취한 사람으로 때로는 역겹고 때로는 우스꽝스러운, 어쨌든 무책임한 사람들이다. 훌륭한 사람은 그런 사람과 사귀는 것을 분명히 원하지 않는다. 그들이 알코올중독에 빠지는 이유는 모른다. 그는 그냥 '그런 사람' 이다.

예후는 부정적—즉, 한 번 술꾼은 영원한 술꾼이다—이기 때문에 치료는 친절한 사람 또는 구세군 같은 기관이나 주립병원과 같은 기관에서 제공하는 관대한 돌봄을 받는 것이다. 핵심이 되는 것은 술꾼을 보이지 않는 곳에 격리하여 말썽이 일어나지 않도록 하는 것이다. 이것을 사회든 또는 가족이 수행하든.

비평 이 모델은 알코올중독자를 부랑자, 노숙자 또는 다리 밑의 떠돌이처럼 보는 고전적인 관점이다. 여기에는 알코올중독을 죄악으로, 그리고 알코올중독자를 사회에서 타락한 사람으로 보는 완고하고 보수적인 기독교적 태도가 반영되어 있다. 경건하고 보다 덕이 있는 사람들이 알코올중독자를 불쌍히 여겨 마땅하다는 것이다. 사실 사회에 그러한 속죄양이 없다면 독선적인 자선가와 정직한 시민은 자신의 선함을 보여 줄 방법이 없을 것이다. 그런 이유로 알코올중독자는 집단적 그림자collective shadow를 수행하는 속죄양의 역할을 한다. 시인 윌리엄 블레이크William Blake는 그러한 사람의 필요성을 다음과 같이 적절히 묘사하였다.

만약 모든 사람이 우리처럼 행복하다면
그러면 더 이상 동정을 할 수 없으리.

이와 같이 알코올중독을 결함으로 보는 모델은 서양 문화에서 가장 전통적인 것인데, 많은 사람에게 이것은 매우 구식의 견해로 간주된다. 그러나 최근 알코올중독에 대한 태도가 많이 변화하였음에도 불구하고, '알코올중독자=부랑자'라는 등식이 얼마나 광범위하게 퍼져 있는지 놀라운 일이다. 그러한 모두가 죄악, 무책임함, 부도덕을 함축하는 이미지를 불러일으킨다. 교육 수준이 낮은 계층에서 주로 이러한 인식을 갖고 있다는 것은 놀라운 일이 아닐 수도 있다. 그러나 사실 보다 교양 있는 사람들이 자기 집단 내에서 또는 그들 스스로 알코올중독에 직면했을 때의 반응도, 다른 어떤 현대적인 관점보다 전통적인 관점인 결함이론이 우세하다는 것을 보여 준다.

- "우리 남편이 알코올중독자일 리가 없어요. 그는 절대 결근하는 일이 없었어요, 물론 나에게 손찌검 한 번 한 적도 없었어요……."
- "내가 알코올중독자일 리가 없어요. 오직 저녁 5시 이후에만 술을 마시고, 그것도 최고급 포도주만 마시죠……."
- "나는 알코올중독자가 아닙니다. 나는 명문 학교를 다녔고, 최고의 엘리트 지식인 집단에 속해 있거든요……."

이것들은 알코올 문제로 가정에 심각한 위협이 되었을 때, 그들이 자발적으로 진술한 내용의 일부다. 그러나 이들은 다른 어떤 문제이지 결코 알코올중독은 아니라는 것이다. 이러한 진술을 듣고 있으면, 누더기 옷을 입고 냄새 나고 횡설수설하는 술에 취한 늙은 사람의 모습이 떠오르는데, 이것은 위생, 책임, 노동 윤리를 중시하는 우리 사회의 내면을 반영하는 것이다.

여성의 경우, 이러한 집단적 그림자 collective shadow와의 동일시는 남성의 경우보다 훨씬 좋지 않은 결과를 낳는다. 무엇보다도 이것은 사회적 행동에서 여성에게 더 높은 기준이 요구되기 때문이다. 즉, 여성주의 운동에도 불구하고 사회적 예의범절과 덕을 전달하는 자로서 여성의 역할은 그렇게 많이 변화하지 않았다. 여성이 남성의 세계에서 일을 할 수도 있다. 그러나 그녀는 자신의 여성성을 상실해서는 안 되고, 또한 '교화하는 사람'으로서의 역할을 수행하는 능력도 잃어서는 안 된다.

다음으로, 여성은 이러한 체계 내에서 더욱더 엄격하게 판단된다. 왜냐하면 어떤 면에서 여성은 이미 결함이 있는 것으로 간주되는데, 대부분의 문화에서 여성은 남성보다 평가절하되기 때문이다. 여성이 주어진 역할 내에 머무르는 한, 이러한 타고난 결함은 적어도 남성이 여성을 평생 지켜 주도록 만든다. 그러나 술꾼으로서 여성은 남성보다 훨씬 타락한 것일 뿐만 아니라, 남성의 자비로운 보호를 무시하는 우를 범한 것이다.

금주 모델

금주 모델Dry Moral Model에서 알코올중독은 오직 술을 마시기 때문에 발생하는 도덕적 문제다. 알코올중독자는 술을 마시기 때문에 비도덕적으로 행동하며, 만약 술을 마시지 않는다면 문제는 없어질 것이다. 결함 모델의 알코올중독자에 대한 정의와는 달리, 금주 모델에서는 술 자체가 문제의 원인이어서 각자는 적어도 술을 마실 것인지 아니면 마시지 않을 것인지를 결정할 책임이 있다. 또한 술에는 고유한, 마음을 변화시키는 특성이 있어서 소수의 사람만이 알코올의 힘을 이겨낼 수 있으므로, 술을 구할 수 없게 하고 모든 음주를 죄악으로 규정하는 것이 좋다고 본다.

극단적인 경우 이러한 이론은 개인의 교정 필요성을 회피하기 위하여 사회를 변화시키는 것을 목표로 하는 집단적 관점이다. 이것은 발효음료는 '좋은 것도 있고 나쁜 것도 있지만, 나쁜 것이 대부분이므로 음주는 완전히 금지시켜야 한다.'는 이슬람의 율법으로 가장 잘 요약할 수 있다.

이러한 모델에서 알코올중독의 치료는 주로, '올바른' 집단 규칙에 어긋나게 행동한 것에 대해 죄책감을 느끼도록 각자에게 사회적이고 법적인 조치를 취하는 것이다.

비평 이 모델은 아마도 오늘날 알코올중독에 대한 태도에 미친 영향이 가장 적을 것이다. 물론 인도나 이슬람 국가처럼 그러한 관점을 집단에서 정상적인 것으로 받아들이기도 한다. 그러나 우리 사회에서 절대금주주의자는 드물며, 금주 집단은 소수다. 여성 알코올중독자가 분명히 존재함에도, 그들에 대한 규범은 남성에 대한 규범보다 훨씬 엄격한 경향이 있어서 음주에 죄책감을 느끼는 여성은 자신의 문제를 비밀과 죄책감의 장막 뒤에 숨겨야만 한다.

우리 문화에서 금주 모델이 우세했던 한때는 포효하는 1920년대Roaring Twenties로 『금주법』이 전성기를 구가하던 시기였다. 제1차 세계대전 이후 성적 · 사회적 규범이 느슨해지면서, 많은 여성이 이전 세대와는 달리 술을 마시기 시작하였다. 여성들은 『금주법』이 발효

되자마자 미국 전역에 수없이 생겨난 주류 밀매점에서 금단의 열매인 술이 주는 쾌락을 즐기기 위해 남성들과 술을 마셨다. 그녀들에게 음주는 자신이 남성의 세계 속에 있다는 것을 증명하는 것이었으며, 19세기 빅토리아 시대의 기준으로 제한되었던 정통적인 역할을 넘어 대담한 모험에 참여할 권리를 부여받는 것이기도 하였다.

불행하게도, 많은 사람에게 정통적인 청교도적인 빅토리아 시대풍과 20세기에 출현한 전후의 새로운 디오니소스 풍이라는, 두 가지 대립적인 사회적 규준 간의 갈등이 매우 심각했다. 이것은 1929년의 세계경제대공황뿐만 아니라 사람들이 전염병처럼 알코올중독에 빠져드는 것에서 절정을 이루었다. 알코올중독이 주는 매력과 은총의 정점에서 알코올중독으로 인한 깊은 절망으로 곤두박질친 스콧 피츠제럴드Scott Fitzgerald와 같은 작가는, 전체 사회가 경험한 것 중 잘 알려진 하나의 예에 불과하다. 피츠제럴드의 경우, 사람들이 그를 디오니소스의 어두운 측면에 쓰러진 비극적인 천재의 예로 숭배하는 반면, 그의 부인이었고 음주의 동반자였던 젤다Zelda는 그저 광인으로 취급하여 남편인 피츠제럴드의 알코올중독에 대중이 부여하던 낭만적인 추모의 덕을 거의 보지 못했던 것은 주목할 만한 일이다.

대개 오늘날에는 삶의 방식으로써 절대금주주의자가 전체 인구의 소수에 불과하더라도, 알코올중독에 대한 대극적인 논의는 계속 야기되고 있다. 좋은 예가 단주모임의 공동 창시자 중 한 사람인 밥Bob 박사다. 그는 미국 동북부 뉴잉글랜드 지역의 작은 마을에서, 그 지역의 다른 사람들처럼 음주에 반대하는 '똑똑하고 근면하며 교회에 다니는 부모' 밑에서 성장하였다. 밥은 일주일에 적어도 네 번은 예배에 참석해야 했는데, 성장하여 집을 떠나게 되자 다시는 교회에 나가지 않았다. 그동안 경험한 그같은 엄격한 도덕적 규준에 대한 이러한 반항은 결국 그를 만성적인 알코올중독에 빠뜨렸다.[14]

많은 남녀 알코올중독자는 같은 경험을 가지고 있다. 케셀Kessel과 월튼Walton은 "만약 부모가 엄격한 절대금주주의자라면, 그 자녀는 반대로 음주에 대한 광적인 태도를 보일 수 있다. 아이가 부모의 엄격한 태도에 반항한다면, 그는 부모가 금욕적인만큼 열렬한 알코올중독자가 될 수 있다."[15]라고 하였다.

남성이 아닌 여성이 음주 형태에서 반항을 표현할 때의 주요한 차이는, '열린' 사회와는 달리 원리주의자의 금주 문화에서 여성의 역할이 보다 전통적인 덕으로 매우 엄격하게 정의되기 때문에 훨씬 더 심각한 결과에 이른다는 점이다.

음주 모델

음주 모델Wet Moral Model의 관점에서 알코올중독자는 음주를 자제하지 못하며, 음주하는 사회의 규칙을 지키지 않는 사람이다. 알코올중독은 본질적으로 도덕적 타락이 아니다. 그보다는 음주 행동을 받아들이기 어려운 한 형식이다. 알코올중독자는 자주 '선량한' 음주자의 즐거움을 망치는 반사회적 행동을 범한 사람이다. 일부 음주자가 왜 이러한 행동을 하는지 원인은 알 수 없다.

이러한 관점에서의 알코올중독 치료란 그들이 스스로 책임지는 음주responsible drinking를 하도록 하는 것이지 알코올중독자의 완전한 금주가 목표는 아니다. 왜냐하면 그러한 개입은 알코올중독만큼이나 반사회적일 수 있기 때문이다. 이때 적당한 음주moderate drinking라는 목표는, 가족 · 의사 · 친구들의 압력과 충고, 전직轉職, 운동, 음주를 줄이거나 '적절하게' 하는 방법에 대한 다양한 조언과 같은 여러 보상과 처벌을 통해 이루어진다. 타당한 보상과 처벌이 발견된다면 이들의 예후는 좋을 것이며, 그렇지 않다면 예후가 좋지 않을 것이다. 만약 알코올중독자가 이 정상인처럼 음주하는 방법을 배우지 못한다면, 그는 결함이 있는 사람으로 분류될 것이다. 이러한 치료를 따를 수 있는 사람은 모두 음주하는 사회의 도덕적 구성원인 것이다.

비평 이 모델은 아마도 우리 문화에서 가장 널리 퍼진 관점일 것이다. 하지만 알코올중독으로 고통받는 사람에게 이 모델은 특히나 위험한 것인데, 왜냐하면 이 모델은 어떤 사람에게는 알코올이 본질적으로 악일 수 있다는 객관적인 가능성을 인정하지 않기 때문이다. 그 대신에 이 모델은 음주자를 비난하는데, 정상적인 사회에 속하기 위해서는 정확하게 그가 할 수 없는 것, 즉 정상적인 음주를 해야 하기 때문이다.

금주 모델에서는 모든 사람에게 적용되는 대극의 측면에서 '선'과 '악'의 대안이 분명하게 정의되어 있다. 반면, 음주 모델에서는 그러한 대극이 존재할 수 있다는 것조차 인식되지 않는다. 이 모델의 출발점을 보면, 음주는 모든 사람에게 좋은 것으로 간주된다. 그래서 실제 음주 패턴에 존재하는 대극, 즉 중독적 음주와 적당한 음주는 대부분의 경우 부정되며, 술에 대한 개인차도 함께 부정된다. 결과적으로 알코올의 부정적 영향을 받는 사람들은 모든 사람에게 술을 마시도록 조장하는 사회적 규준의 타당성에 의문을 제기하기보다는, 오히려 그들 자신에게서 잘못을 찾아야 한다. 음주 모델로 인한 상황은 모든 사람에게 음주가 금지되는 금주 모델만큼이나 일방적으로 종결된다. 이 두 모델은 모두 개인은 고려하지 않는다.

그러한 문화에서 용납 가능한 음주의 형식은 사회적 집단마다 다를 수 있다. 즉, 노동자 계급에서는 '남자답게' 술을 마시는 것이 중요한데, 대개 이 뜻은 많은 양의 술을 마신다는 것이다. 음주자가 자신의 삶을 정상적으로 꾸려 나가면서, 생기가 있고 허세로 가득하다면 괜찮다고 여겨지며, 심지어 존경을 받기도 한다. 그러나 '한 잔 더'가 남성다움의 일부라고 해도, 음주를 자제하지 못한다면 그는 남자 친구들 사이에서의 그 지위를 상실할지도 모른다.

다른 계급에서 남자는 자신에게 맞는 와인을 알아야 하고 신사답게 마셔야 한다. 술에 취하는 것이 남성다움의 특별한 징표로 간주되지는 않는다. 오히려 그러한 행태는 교양과 남자다운 조절이 부족한 것으로 인식된다. 오히려 전혀 술을 마시지 않는 것은 훨씬 반사회적이고, '인생의 묘미'에 대한 소양이 결여되어 있다고 여긴다.

당신이 어떤 사회적 계층에 속해 있건, 각 계층마다 고유의 음주 방식이 있을 것이다. 그들의 공통적인 관점은, 음주는 본질적으로 좋은 것이며 사회적 응집과 소속을 위한 중요한 요소가 된다는 것이다. 그렇기 때문에 술을 마시지 않는 사람과 '나쁘게' 마시는 사람은 모두 엄격한 기준에 따라 부정적인 판단에 의해서 무시당한다.

여성의 경우에는 이러한 양상이 조금 달라진다. 음주 사회에서조차 여성은 여전히 술을 마실 수 없다. 하지만 여성들은 남성들보다 는 압력을 덜 느낀다. 왜냐하면 이 사회에서는 음주와 남성다움이 매우 밀접하게 연결되어 있기 때문이다. 반면, 술을 지나치게 많이 마시거나 잘못 마시는 여성에게는 훨씬 비판적이다. 알코올중독인 남성은 술을 덜 마시도록 충고를 받고, 이러한 불가능한 목표를 성취할 수 있도록 도움을 주는 모든 종류의 보상과 벌로 강화된다. 반면 알코올중독인 여성은 대개 남성보다 훨씬 심한 처벌을 받는다. 그 여성의 계층에 상관없이 '숙녀답게' 음주해야 한다. 그리고 이 말이 의미하는 바가 무엇인지에 대해서는 보편적인 합의가 존재하는 듯하다. 그것은 바로 술에 취하지 않는 것, 문제를 일으키지 않는 것을 의미한다. 성모 마리아Virgin Mary가 존경받는 여성성의 상징이 된 이래 만연한, 성실한 여성성이라는 이상적인 이미지에서 이탈하지 않는 것이다.

여성이 약간 술에 취해 있는 것은 아주 괜찮다. 특히 그녀가 어리거나 매력적인 경우 그러하다. 왜냐하면 그러한 상태는 문제가 되지 않고 책임질 필요가 없는 성적 대상을 의미하기 때문이다. 그러나 공격적이거나 시끄럽거나 또는 어떤 식으로든 이목을 끄는 것은 좋지 않다. 왜냐하면 그것은 여성스럽지 못한 것이기 때문이다. 결국 우리 사회의 음주 모델이 가정하는 것은, 여성은 술을 마실 수는 있지만 술에 취할 권리는 없다는 것이다. 어쨌든 같은 물질인 술도 음주자가 조절하고 통제해야 한다. 그래서 술이 그들의 성과 삶에서 지위에 상응하는 효과를 불러일으킬 수 있도록 해야 한다.

앞서 서술한 비전문가 모델에서는 옳고 그름의 일반적인 관념이 우세하다. 기저의 철학이 기독교의 경건주의이건, 도덕적 도그마이건, 또는 올바르거나 올바르지 않은 음주 방식이건 사고와 감정이 판단을 지배한다. 남성의 역할과 여성의 역할을 그렇게 많이 결정하는 것은 바로 이러한 감정적 평가이기 때문에 성과 도덕적 가치 같은 정서적으로 부하된 다른 영역보다 더 이상이 아니라고 하더라도 알코올중독에 이중적 기준이 그렇게 많이 적용되는 것은 놀라운 일이 아니다.

루스 맥스웰Ruth Maxwell은 『알코올 전쟁the Booze Battle』에서 "여성의 병은 남성과 똑같은 병이 아니라 남성의 알코올중독에 비해 훨씬 심한 낙인이 찍힌다. 병이 든 것으로 간주되기보다는, 그녀를 그렇게 만든 음주에 대해서 그녀는 음탕하고 이기적인 것으로 간주된다."[16] 라고 지적한 바 있다. 사회는 남성에게 관대한 편이며, 그들의 음주 원인을 외부, 즉 스트레스가 많은 업무, 단조로운 일상, 요구가 많은 마누라, 재정적 문제 등에서 찾는 경향이 있다. 그러나 여성에게는 그러한 어떤 정당화도 하지 않는다. 여성의 개인차 또는 책임, 여성의 전통적인 남성 의존, 그리고 남편의 경력, 그녀의 가정과 남편의 안녕을 돌보는 사람으로서의 역할이 무엇이든지 간에, 사회의 관점에서 그녀의 과도한 음주를 정당화할 수도 있는 일종의 '진짜' 문제라는 것은 인정되지 않는다. 그렇기 때문에 '만약 그녀가 알코올중독이 된다면, 그것은 그녀 자신이 종족의 금기를 깨는 것을 그녀가 선택했기 때문이다.'[17]

그런데 이러한 관점은 개성화 및 목적론적 관점에서 볼 때 긍정적인 요소를 내포하고 있으므로 이후 다시 언급하게 될 것이다. 하지만 사회적 · 일반적 관점에서 보면, 그러한 위반의 결과는 여성 음주자에게 유기나 처벌로 이어진다. 남편이 알코올중독인 부인을 떠나는 경우가 부인이 알코올중독인 남편을 떠나는 경우보다 흔하다. 사실 알코올중독인 부인을 둔 남편이 재정적으로 독립적이고 직업 활동에서 더 우월하기 때문에, 이러한 결정을 쉽게 하는 경향이 있다. 반면 그것이 실제적이든 가상이든, 그러한 재정적 · 심리적 독립이 결여되어 있으므로 부인이 알코올중독인 남편을 떠나는 것은 쉽지 않다. 대중의 일반적인 태도에서의 대조가 남성과 여성 음주자에 대한 무작위 표집한 사람들의 반응을 담은 최근의 『런던 타임스』 기사에 깔끔하게 요약되어 있다.

> 남성 알코올중독자에 관하여: "불쌍한 영혼이여, 부인이 아마도 그를 중독자가 되게 밀어 넣었을 것이다."
>
> 여성 알코올중독자에 관하여: "불쌍한 남편이여, 그는 더 좋은 대접을 받아야 한다."

여성 음주자는 이러한 모순을 잘 인식하고 있고, 심지어 자신에 대해 이러한 똑같은 비판적인 태도를 공유하는 경향이 있기 때문에, 자주 비밀리에 음주를 한다. 이 때문에 수치와 죄책감이라는 악순환이 시작되어, 자신의 문제를 인식하고 치료하는 것이 더 어려워진다.

단주모임 모델

단주모임 모델 Alcoholics Anonymous Model은 그것이 오직 본질적으로 알코올 문제만을 언급하며, 일반적인 문화적 기준으로 알코올중독을 판단할 것이 아니라는 점에서 앞에 서술된 세 개의 모델과 다르다. 이것은 일반인을 대상으로 만들어져 있다. 그들은 이전에 알코올중독자로서, 자신의 직접적인 알코올중독의 경험이 그들에게 공통의 '전문가적 의견'의 회복에 기반을 제공한다. 따라서 단주모임은 일반인 집단과 실제로 그 분야에서 전문성을 가지고 있는 사람을 자연스럽게 연결해 준다.

무엇보다도 단주모임에 의하면, 알코올중독은 진행성이고 불치병으로 정의된다. 알코올중독의 원인은 세 가지로서, 신체적 · 정서적 · 영적 측면을 포함한다. 그러나 단주모임에서 술은 알코올중독자에게는 독으로 간주되지만 다른 사람들에게는 그렇지 않다. 단주모임은 크게는 사회에서의 술에 관한 어떤 견해도 없다. 통제 상실과 강박적 음주 같은 알코올중독자적 행동은 그 사람의 질환의 증상이다. 치료는 완전 금주와 함께 단주모임에의 지속적인 참여, 즉 알코올중독으로부터 회복된 사람들 모임의 회원이 되는 것이다.

단주모임의 회원은 자신이 알코올중독자를 도울 수 있는 최고의 자격을 갖추었다고 생각한다. 왜냐하면 알코올중독이 아닌 외부인과는 달리, 그는 환자의 세계를 이해할 수 있다. 그리고 '내부인'의 입장에서 환자의 방어기제에 도전하면서도 그의 금주에 대한 노력을 지지하는 방식으로 자신만의 언어로서 말할 수 있다. 그러나 물론 단주모임은 외부의 전문가와 협력한다. 단주모임이 실제적인 음주 문제를 다루는 데 가장 자격이 있기는 하지만, 그들이 개별 음주자의 상을 형성하는 데 관련된 정서적 · 영적 · 신체적 문제를 다룰 능력이 반드시 있다고 생각하지는 않는다. 단주모임은 교회도 병원도 아니고, 또한 심리치료 센터도 아니다.

다른 비전문가 모델과 비교하면, 단주모임의 관점은 알코올중독자를 돕는 데 가장 크게 성공한 유일한 것이다. 단주모임이 이렇게 성공을 거둔 이유 중 하나는 무엇보다도 그들이 운명론적이지도, 도덕주의적이지도 않다는 사실이다. 그들은 알코올중독자가 인간 종족에서 낙오하였다거나 불쌍하다고 느낄 수는 있지만 절망적 사례로 취급되어야 한다고 생각하지는 않았다. 또한 알코올중독자가 의도적으로 비도덕적이거나 반사회적이라고 간주하지도 않는다. 그들은 알코올중독자를 환자로 보고 질병이라고 이야기함으로써 개인에게 도덕적 죄책감을 없애 준다. 다른 질병과 마찬가지로 알코올중독이 자아-이질적인 것이며, 외부에서 닥칠 수 있는 것, 그리고 도덕적 수준이나 사회적 지위와 무관하게 모든 유형의 인간이 걸릴 수 있는 것이라고 이야기한다. 알코올중독자는 그런 질병에 걸린 것을 불운이라고 느낄 수도 있으나, 그렇게 자기비난에 에너지를 소비할 때가 아니다. 중요한 것은 그것을 인식하고 회복을 위한 책임감을 가정하는 것이다. 그 질병을 앓는 동안 축적된 구체적이고 상징적인 빚에 책임을 지는 것도 또한 중요하다. 다른 중증의 질병에 걸린 사람처럼 심한 알코올중독자는 주변에 많은 부담을 주고 있다. 그래서 중독자는 가능한 한 이를 보상하기 위해 노력해야 한다.

요약하면 다른 비전문가 모델들이 비관적인 예후만을 나타내는 반면에, 단주모임 모델은 어떤 희망을 제시한다. 단주모임은 또한 도덕적인 평가에서 알코올중독자를 해방시킴으로써 개인의 존엄성을 회복시킨다. 게다가 다른 사람들이 술을 마실 권리를 존중하기 때문에, 알코올중독자가 사회 생활을 하면서 병이 악화되지도 않고 단주하는 대가로 배척을 당하지도 않는다. 오늘날 대부분의 알코올중독자는 음주 문화의 구성원이기 때문에, 이러한 태도는 개인의 개성과 집단에 머물 필요성 모두를 존중하는 해법을 제공한다.

비평 이것은 다른 것과 비교하여 모델로서 단주모임이 무엇인지 요약한 것이다. 다음 장에서, 나는 원형적인 융학파의 관점에서 단주모임의 의미를 더 깊이 설명할 것이다. 왜냐하면 그것이 내 관찰의 토대가 되었고 알코올중독에 대한 나의 생각을 정교화한 맥락을 제공해 주었기 때문이다. 여기서는 다른 모델에서 물었던, 그리고 다음 절의 전문가 모델의 연구에서 묻게 되는 질문을 하고자 한다. 즉, 단주모임 모델은 남성과 여성 모두에게 똑같은 방식으로 적용되었는가?

만약 이 질문이 단주모임이 시작된 첫해에 제기되었다면, 부정적인 답이 나왔을 것이다. 왜냐하면 단주모임은 남성이 창설하였기 때문이다. 이 모임이 알코올중독에 대한 전통적인 인식과는 차별화됨으로써 창설 멤버에게는 새로운 희망이었지만, 결국 구성원은 예외없이 남성이었다. 여성이 남성과 같은 관점에서, 즉 도덕적 낙인이 아닌 질병으로 이해되는 권리를 갖게 되기까지는 오랜 시간이 걸렸다. 단주모임의 25번째 회지에 '남성만을 위하여?'라는 제목의 기고문을 작성한 한 초기 여성 회원은, "1939년 4월 11일의 첫 번째 단주모임에 참석했을 때, 나는 그곳의 유일한 여성 알코올중독자였다."

라고 적었다. 그녀는 계속해서, 담당 정신과 의사가 수년에 걸친 집중적인 개인치료와 1년의 요양소 생활 이후 절망 속에서 어떻게 자신을 포기했는지를 서술했다. 치료를 마치면서 그 정신과 의사는 그녀에게 『단주모임』이란 책을 주면서, 이 책을 쓴 집단의 남자들이 술로 인한 문제에서 벗어나는 방법을 발견했고, 당신에게도 도움이 될 것이라고 이야기했다고 하였다. 그 책은 그녀에게 희망을 주었다. 그녀는 자신이 미친 것이 아니며, 단지 혼자서 해결할 수 없는 음주 문제를 가지고 있다는 것을 깨닫게 되었다.

그녀는 뉴욕의 단주모임을 찾아갔다. 그곳에서 자신의 음주에 관하여 터놓고 말했고, "나는 자격을 얻었다. 나를 분명한 알코올중독자로 받아들였다."라고 하였다. 그러나 1년 동안 집단에서 새롭게 발견된 단주에도 불구하고, 그녀는 독특하고도 혼자라는 느낌에 고통을 받았다. 그녀는 의심하며 중얼거렸다.

> 적어도 이 남성들은 나와 같았다. 아니라면 그들은 나와 달랐었는가? 나는 이 프로그램이 여성들에게도 효과가 있을지 궁금해지기 시작하였다. ……나이가 든 회원에게는 내가 변종이 아니라는 것을 이해시키는 것이 어려웠으며, 젊은 회원에게는 여성 알코올중독자가 있고, 바로 내가 그중 한 사람이라는 것을 이해시키는 것이 어려웠다. 또 신입 남성 회원은 그 생각에 대한 자신의 혐오를 감추지 않았는데, 나는 그가 "내가 참을 수 없는 것이 하나 있다면, 그것은 여자가 술에 취해 있는 것을 보는 거야."라고 말하는 것을 여러 번 들었다. 그들은 여성도 남성처럼 무기력할helpless 수 있다는 것을 믿을 수

없었다.[18]

그녀는 더 많은 여성 회원을 가입시키기 위하여 노력하였지만 힘든 일이었다. 왜냐하면 여성 스스로 자신의 자매, 또는 자기 자신에 대하여 남성과 같은 엄격한 판단을 하고 있었기 때문이다. 오늘날에도 그러한 것처럼 기만과 두려움의 거미줄 속에 문제를 감추기 위하여 노력 중이었다. 이러한 측면에서 그녀는 다음과 같이 이야기하였다.

> 우리는 왜 그녀들이 절주를 유지하지 못하는지, 왜 그녀들에게 프로그램이 효과를 발휘하지 못하는지에 대해 논의하고는 했다. 어떤 남성은 여성이 남성보다 더 부정직하고, 덜 직설적이기 때문이라고 하였다. '더 남을 속이는sneakier'이라는 말은 그들이 사용했던 단어였다.
>
> 나는 그것이 대부분의 여성에게 해당된다고 동의해야 했으며, 여성을 단주모임에 참여시키려는 나의 노력이 거의 불가능함을 인정할 수밖에 없었다. 그러나 나는 이러한 것에 대한 원인을 이해한다고 생각하였다. 나는 여전히 많은 여성이 오늘도 단주모임에서 성공하지 못하는 이유가 그것이라고 생각한다.[19]

그녀가 이렇게 말한 이유는 이미 앞에서 언급하였다. 즉, '행실이 나쁘거나' '타락한' 것으로 보는 여성 음주자에 대한 이중 기준과 이미지를 말한다. 그녀가 또 지적한 것은, 이러한 '주홍글씨'를 여성이 여성에게 주고 있으며, 그래서 여성이 여성의 최악의 적이 되고 있다는 점이다.

그녀가 1939년 단주모임에 참여한 이후 1960년 기고문을 작성했을 때까지 많은 변화가 있었다. 그녀와 또 다른 여성의 노력으로 여성 스스로 알코올중독자임을 공개하고 단주모임에서 도움을 받으려는 노력을 하기 시작하였다. 사회적으로 남성과 여성 알코올중독자를 차별하는 태도도, 적어도 단주모임 내에서는 변화하기 시작하였다. 여성도 밖에서는 아니지만 단주모임 안에서는 남성과 마찬가지로 자신이 '나쁜' 것이 아니라, 질병을 앓는 것이라고 느낄 수 있었다. '1959년이 되어서야' "나는 고비를 넘겼다고 생각하였으며, 단주모임이 '남성만을 위한 것'이라고 생각하는 사람이 더 이상 없었다." 라고 그녀는 밝혔다.

> 단주모임에 내가 혼자 참여한 이후 20년이 지났을 때, 내가 방문했던 중서부 대도시의 한 여성 회원에게 여성을 회원으로 받아들이지 않는 단주모임이 여러 곳이라는 이야기를 듣고는 얼마나 충격을 받았는지 상상을 해 보십시오. 이것은 단주모임이 단지 한 곳뿐인 많은 작은 마을의 경우에도 해당되는 것인데, 말하자면 단주모임을 여성 알코올중독자에게는 개방하지 않는다는 의미입니다.[20]

그러므로 1960년대까지만 해도 단주모임의 여성 회원은 남성의 세계에서 개척자로 간주되었다. 그 당시 단주모임의 회원은 남성 여섯 명당 여성 한 명으로 구성하도록 요청하였는데, 이것은 공립 외래 병원의 통계치에 대응하는 수치였다. 그러나 개업한 심리학자와 정신과 의사들은 그때도 그랬지만 지금도 여성 알코올중독자가 남성

알코올중독자보다 훨씬 많다고 주장한다.[21]

약 20년이 지난 오늘날, 단주모임에서 여성 회원은 그렇게 적지 않으며, 여성을 받아들이지 않는 단주모임은 아마도 없을 것이다. 단주모임의 서문에는 "회원이 되기 위한 유일한 필요조건은 음주를 중단하겠다는 희망이다."라고 적혀 있는데, 이것은 점차 진실이 되어 가고 있다. 처음에는 모두 백인 남성으로 구성된 집단이었던 단주모임은 다양한 민족과 인종이 참여하고 있으며, 그와 마찬가지로 여성, 그리고 어떤 성적인 정체성을 가졌든지 누구에게나 문호가 개방되어 있다. 외부 세계에서 인종, 성, 교육과 관련된 사회적 장벽이 법의 힘에만 굴복해 왔지만, 단주모임 내에서는 질병의 힘이 자연스러운 민주주의를 창출하였다.

그러나 지금 단주모임의 공식 문헌에서조차 사회의 일반적인 태도가 반영되어 있다. 문장에서 알코올중독자는 여전히 '그'이며, 알코올중독자 가족의 모임인 알라논Alanon의 회원은 여전히 '그녀'다. 이 때문에 여성의 단주모임 참여가 어려워지는 것은 아니다. 그러나 이것은 오랜 세월에 걸쳐 형성된 이미지를 없애는 것이 얼마나 어려우며, 그것이 사실이 아닐지라도 언어에서는 이중 기준이 여전히 우세하다는 것을 보여 준다. 현실은 그 창립에서, 조직에서, 그리고 영적 프로그램에서 단주모임이 본질적으로 남성의 조직이라는 것이다. 나는 여성이 단주모임의 프로그램을 통해 확실하게 회복된다는 사실이, 다른 무엇보다도 그녀의 음주에 대한 어떤 의미를 보여 준다고 생각한다. 이것은 알코올중독의 전문가 모델을 검토한 후에 탐색될 나의 주요한 가설 중 하나다.

알코올중독의 전문가 모델

이제부터는 심리학적 · 분석적이라는 주제로, 전문가 모델 professional model 중에서 특히 최근의 심리학적 · 분석적 · 정신의학적 관점을 상세하게 검토할 것이다. 이들의 최근 이론은 성공적인 치료 결과를 보이는 경우는 많지 않지만, 그럼에도 알코올중독 분야에서 대부분의 다른 형식의 치료보다 많은 영향을 미치고 있다. 이처럼 단주모임과 같은 '아마추어' 모임이 보여 주는 성과와 '전문가'가 보여 주는 성과의 대조가 나의 흥미를 유발해서 이 주제에 대해 글을 쓰게 되었다. 또한 대개의 전문가 모델에서 여성 알코올중독자는 드물 뿐만 아니라 남성보다 더 절망적이지는 않더라도 더 심하게 정신병적이라고 언급하는 경향이 있다는 사실도 나의 관심을 자극했다. 물론 모든 전문가 모델에서 이러한 경향이 나타나는 것은 아니다. 비전문가 모델이 진화해 온 것과 마찬가지로 전문가 모델도 그렇게 진화하였다. 이들 이론은 서로 영향을 미치면서 상호작용한다.

과거의 의학 모델

아마도 첫 음주자가 의사의 진료를 받은 그때부터 존재했을 이 과거의 의학 모델Old Medical model에 따르면, 알코올중독은 심각하고 결국은 파멸에 이르는 질환이다. 알코올중독자는 일반적으로 술을 지나치게 많이 마심으로써 자신의 신체와 삶을 해친다. 그리고 그들의 질병알코올중독과 '중립적인' 다른 질병과 구별되는 것은 일종의 비도덕적인 행동이다. 이 질병의 원인은 과도한 음주지만 아무도 왜 알코올중독자가 음주에 과도한 갈망을 보이는지는 알지 못하며, 주로 의지력 결핍의 문제로 생각하는 것 같다.

알코올중독의 의학적 치료는 무엇보다도 신체 상태에 주의를 기울이는데, 특히 중독toxic 상태일 때는 더욱 그러하다. 이 경우에는 탈수, 전해질 불균형, 영양 결핍, 간경화와 같은 문제가 동반되므로 주의해야 한다. 금단 증상을 경감시키기 위한 약물 처방도 중요하다. 또한 경고와 겁 주기도 포함되는데, 이는 알코올중독자에게 충분히 겁을 주어 의사의 처방에 잘 따르도록 하기 위해서다. 이 기법들은 '알코올중독자를 위하여' 그의 행동을 단속하고 검열할 권리와 심지어 그럴 의무가 있는 알코올중독자의 가족과 사회가 강화시켜야만 하였다.

성공적인 치료 목표란, 알코올중독자가 '정상적으로' 음주를 하도록 함으로써 일반 사회에 재통합시키는 것이다. 불행하게도 의학적 관점에 의하면 예후는 그리 좋지 않다. 왜냐하면 알코올중독자는 자신을 돌보지 않고, 대개는 스스로 책임지는 음주responsible drinking를 할 만큼 충분히 성장할 수 없기 때문이다. 오히려 그는 의학적 관리에서 벗어나는 그 순간, 다시 과도한 자기파괴적인 음주를 함으로써 의사의 모든 노력을 헛수고로 돌리는 경향이 있다. 이렇게 되면 의사는 자신의 노력이 계속 헛수고가 되는 것에 무척 실망하여 알코올중독자를 희망이 없는 '결함이 있는 자'라는 등급으로 분류해 버릴 것이다.

비평 지난 30년간 알코올중독연구와 더 잘 상응하는 새로운 모델의 진보가 있었음에도 불구하고, 이 모델의 기본 태도와 치료방식은 오늘날 의사들 사이에서 널리 통용되고 있다. 이 의학적 모델은 의학적 모델이면서도 일반적으로 인정되는 의학의 영역에 속하지 않는 도덕적 가치로 가득 차 있다. 정상적이라면 의사는 환자의 도덕이나 사회적 지위에 관계없이, 매독부터 전쟁에서 입은 부상까지 어떤 질병이든지 치료한다. 히포크라테스의 선서에 나오는 의학의 도덕성은 무엇보다 신체적 건강과 생명을 소중히 여긴다. 그래서 종종 일반적인 사회적 도덕과의 부조화를 보인다. 하지만 그 때문에 어떤 병리든지 정서적으로 부하된 측면에 대한 근본적이고 생명 유지에 필요한 균형을 유지할 수 있다.

문제는 알코올중독의 경우, 이렇게 전통적으로 받아들이는 객관성이 기본적으로 일반인이 가지고 있는 태도에 지고 만다는 것이다. 일단 급한 의학적 문제가 치료되면, 의사는 일상적인 사회적 도덕성으로 알코올중독자를 대한다. 즉, 알코올중독자가 '정상적으로' 음주하도록 격려하면서, 우리 문화의 '음주 모델'을 주로 따르게 된다.

그는 회복하는 것이 바람직한 결과지만 이전 건강 상태로의 완벽한 회복은 거의 불가능하다는, 대부분의 주요 질병을 치료하면서 인정하는 자신의 의학적 윤리에 따라 행동하지 못하고 오히려 음주 모델을 반영한다. 『알코올중독의 모델들』이란 책의 저자들은, "사회적 음주의 회복이라는 성취할 수 없는 비의학적 목표를 받아들임으로써, 알코올중독자를 회복시키려고 노력하는 의사와 회복하려고 노력하지만 실패하는 환자의 사기를 저하시키는 경향이 있었다."라고 하였다.[22]

더구나 의학적 모델을 사용하는 대부분의 의사가 주장하는 비관적 예후는, 지금까지 '절망적'이었던 질병에 진보와 승리에 스스로 자부심을 느끼는 분야에서 전문가의 낙관주의보다는 오히려 비전문가의 숙명론을 반영하는 경향이 있다. 알코올중독자가 '진전'이 없고, 그래서 '비도덕적'이라는 낙인을 찍는 이러한 과정은 결함 모델에 동의하는 사람들이 주장하던 전통적인 경건론자의 관점과 일치한다. 이는 의사는 환자의 상태와 무관하게 그를 치료해야 하며, 위기의 순간에 환자와 그의 환경에서 가능한 모든 자원을 동원해야 한다는 의학의 전통에 역행하는 것이다. 그 대신에, 의사는 자신의 의학적 전문성을 포기하고 도덕적 훈계에 의지한다.

한편으론 의학적이고, 한편으론 도덕적인 이와 같이 이상하고 양가적인 모델이 지속되는 주요한 이유 중 하나는, 알코올중독에 대한 포괄적인 연구를 수행한 의학적 학파가 거의 없다는 단순한 사실이다. 그렇기 때문에 의사들은 가장 명백한 신체 증상에 맞추어 자신의 전문성을 드러낼 뿐, 질환 전체에 관한 폭넓은 의학적 이해는 대개 갖추지 못한 상태다. 그 결과 그들은 부지불식간에 자신의 개인적 가치척도 및 콤플렉스, 그리고 자신이 구성원으로 참여하고 있는 사회의 편견으로 후퇴한다.

알코올중독에 대한 그들 자신의 일반적 · 사회적 태도가 상당히 오염되어 있기 때문에, 그들은 남성과 여성 알코올중독자에 대해서도 의학 외부의 이중 기준을 단순히 의학 내부로 옮겨오는 경향이 있다. 그래서 여성 알코올중독자는 조금 더 비도덕적이고, 조금 더 절망적인 것으로 간주된다. 여성 알코올중독자에게는 신경과민을 진정시키기 위해 더 자주 약물이 처방되는데, 이 때문에 2차적인 중독에 이르기도 한다. 그러나 가장 흔한 현상은, 만약 여성들에게 알코올 문제가 있더라도 그들은 의사에게 그것을 숨길 것이고, 의사는 이러한 부정denial과 결탁할 것이다. 왜냐하면 의사가 생각하기에 여성은 당연히 알코올중독이어서는 안 되기 때문이다. 그리고 질병을 진찰하고 치료하는 데 자신이 가지고 있는 사적인 여성성의 이미지를 본인의 의학적 과업과 분리시킬 수 없기 때문이다.

다행스럽게도, 그리고 아마도 십중팔구 의학계에서의 바로 이러한 양가감정 때문에, 의학적 권위와 의학적 도덕이라는 전통적 범위에 다소 더 가까운 다른 의학적 모델, 즉 의학의 영역과 다른 집단의 영역을 구별하는 모델이 나타났다.

최근의 의학 모델

최근의 의학 모델New Medical Model에서 알코올중독은 진행성 질환이며, 흔히 불치병으로 본다. 알코올중독자들은 알코올에 대해 신체적으로 취약하여 중독에 이르며, 이들 대부분의 행동은 그러한 중독에서 기인한 금단 증상을 통제하려는 욕구에서 나온다. 또한 결정적인 의학 외적인 요소가 존재한다. 그로 인해 이처럼 알코올에 민감한 사람 중에서 알코올중독자가 생기는 것이다.

알코올중독자의 치료에는 해독을 하고 건강을 회복하는 데 필요한, 가능한 많은 어떤 의학적 수단도 포함한다. 또한 금주를 유지하도록 돕는 안타부스Antabus와 같은 수단도 포함한다. 왜냐하면 과거의 의학 모델과는 달리 최근의 의학 모델은 진정한 치료법이 발견될 때까지 유일하게 가능한 수단, 즉 완전한 금주를 통해서 알코올중독이 멈출 수 있고, 또 멈출 것이라고 가정하기 때문이다.

질병 극복과 관련된 예후는 아주 좋은 것은 아니다. 아직까지는 알코올중독자의 알코올에 대한 민감성을 없애 줄 어떤 약물이나 의학적 수단이 발견되지 않았기 때문이다. 그러나 알코올중독의 진행을 늦추거나 그 질병과 함께 살아가는 것, 예를 들면 당뇨 환자들이 완치되지는 않더라도 질병에 걸린 채 살아가는 것과 같은 예후는 좋다. 연구가 계속되고 있으므로 앞으로 의학이 새로운 정보와 치료법을 제시할 수 있기를 기대한다.

이 모델을 주장하는 의사들은 심리학자와 사회복지사의 도움이 필요하다는 것을 깨닫고 있다. 그러나 재발한 알코올중독자의 치료를 포기하지 않고, 도덕의 수호자와 자선사업가에게 '책임을 떠넘기지' 도 않는다.

이 모델은 미국의학협회가 알코올중독을 질병으로 인정한 1956년에 공식적으로 대두하였다. 양가적인 도덕적 의학의 관점에서 보다 순수하게 의학적인 관점으로의 이동, 알코올중독을 질병으로, 알코올중독자를 환자로 강조하는 것, 연구를 통한 진전된 치료법에 대한 희망, 금주의 필요성을 현실적으로 받아들인 것 모든 것이 한편으로는 단주모임의 영향이며, 한편으로는 일반적인 태도 변화 때문이다. 이 모델은 의료 내에서 신체적 문제를 치료할 것을 주장하지만, 다른 측면을 비난하지 않음으로써 알코올중독자가 사회가 이미 보여주고 있는 도덕적 비난을 두려워하지 않고 의학적 도움을 찾을 수 있게 하였다는 점에서 분명히 과거의 의학 모델보다 장점이 있다.

비평 원칙적으로 여성 알코올중독자에 대한 태도는 남성 알코올중독자에 대한 태도와 동일하다. 즉, 그들 각각은 질병을 앓고 있으며 성차는 없다는 것이다. 그러나 의사들도 인간이므로 우리가 아무리 집단 및 개인 콤플렉스를 충분히 의식하고 그것에서 자유롭더라도, 어쩔 수 없이 우리에게 깊이 배어 있는 편견의 영향을 받을 수밖에 없다. 내가 면담하였던 한 의사는 단주모임의 회원으로, 사리가 밝은 현대 의사였다. 그는 수줍게 웃으며 "알코올중독에 대해 내가 의학적으로 알고 있는 모든 것과 또한 그것이 도덕의 문제가 아니라는, 내 자신의 경험에서 알고 있는 모든 것에도 불구하고, 언젠가 한 번 우리 부인이 술에 취한 것을 보았을 때 나의 옛날 알코올중독

동료 중 누구보다도 그녀가 훨씬 더 싫었습니다!"라고 말했다.

최소한 그는 자신의 감정 반응을 자각하고 있었으며, 오늘날의 많은 의사와 마찬가지로 진료에서 알코올중독자를 무엇보다도 환자로 인식하고 치료하려고 노력한다. 전 유럽과 미국의 병원에는, 알코올중독자의 의지력 부족과 비도덕적 행동에 대해 강의하는 의사들도 있지만, 또한 그들의 고통을 치료해 주기 위해 인내하며 자신이 가지고 있는 모든 의학적 능력을 발휘하는 의사들도 있다. 이들은 알코올중독자의 치료가 끝나면 절주를 유지하는 데 도움을 줄 병원 밖의 지원 시스템을 찾아보려고 노력한다.

과거의 심리학적 – 분석적 모델

전통적인 정신분석 모델 전통적인 정신분석 모델traditional psychoanalytic model에 따르면 알코올중독은 단지 깊이 내재된 신경증의 증상이다. 또한 알코올중독자의 행동은 어릴 때의 정서적 경험까지 더듬어 올라가 탐색과 분석이 필요한 상징적인 무의식적 갈등을 보여 주는 유아적인 성격을 갖고 있다. 만약 이에 대한 분석을 명료하게 하면, 환자는 과도한 음주를 더 이상 하지 않게 되고 삶에 대한 보다 성숙한 태도를 갖게 된다. 그렇기 때문에 알코올중독자를 치료할 능력이 있는 유일한 사람은 수련을 받은 분석가나 심리학자들이다. 그러나 예후는 그리 좋지 않다. 왜냐하면 '알코올중독자는 대개 너무나 유아적이어서 그들이 성장하기까지는 오랜 기간의 심리치료가 필요하기 때문이다.'[23]

이 모델은 19세기 후반 무의식에 대한 작업이 시작된 당시로 거슬러 올라간다. 사실 그 실제적인 치료는 제한적이다. 분석에 들어가는 비용이 많이 들 뿐만 아니라, 그렇게 전문적으로 훈련된 전문가가 부족하기 때문이다. 더구나 이 치료법을 사용했을 때의 알코올중독자의 치료 성공률은 전문적이거나 비전문적인 다른 어떤 방법보다 더 낮았다. 비록 많은 분석가가 계속 노력하고, 개인 심리치료를 전문화하고 있지만, 알코올중독을 포함한 중독은 그러한 방식으로는 치료가 어려운 듯하다. 융은 그가 아는 한 분석과 치료적 방법이 이러한 유형의 '빙의Possession'를 치료하는 데에는 단지 효과적이지 않다는 것을 인정했는데, 융의 이런 겸손한 태도를 보여 주는 치료자는 거의 없는 편이다.

반면에 근본주의 정신분석이론은 분명히 알코올중독에 대한 전문적 접근에서 강한 영향력을 끼쳤다. 이것은 거의 모든 심리학적 또는 정신의학적 치료의 다양한 형식에 반영되어 있는데, 대개는 다음 세 가지의 다소 전형적인 형식을 취한다. 첫 번째와 두 번째 형식은 알코올중독이 다른 정신질환의 영역에 포함되는 정신의학 교과서에서 볼 수 있다. 세 번째는 알코올중독을 전공한 정신과 의사들이 개발한 것이다.

프랑스 정신의학 모델 프랑스의 정신의학 교재인 『정신의학편람Le Manuel de Psychiatrie』에 따르면, 원발성primary과 속발성secondary이라는 두 가지 유형의 알코올중독이 존재한다. 원발성 알코올중독은 매우 일찍 시작되며, 이미 심각한 신경증적인 성격neurotic personality과 관련되어 있다. 이러한 알코올중독은 혼자 마시기, 통제력의 상실, 장시간 금주의 불가 등의 형태로 나타나는데, 실제로 마신 양은 적은 경우가 많다. 반면에 속발성 알코올중독은 음주 시작 후 꽤 많은 해가 지난 후에 나타나는 보다 생물학적인 중독이라는 특징이 있다.

이 편람에 의하면 여성의 알코올중독은 원발성인 경우가 많다. 그럼에도 저자들은 그것이 히스테리아, 공포증 또는 강박장애와 같은 '신경증적 구조névrose structurée'라고 부르는 것에 바탕을 두지 않는다고 하였다. 그보다는 사랑에 실망하거나 우리 사회에서 여성에게 할당된 수동적 역할에 대한 반항심과 같은 어떤 실패에 대한 보상이라고 보았다. 그것은 여성이 술을 마심으로써 남성처럼 씩씩하고 '적극적'이 되어서 자신의 권리를 주장하는 것으로 나타난다. 반면 남성 알코올중독자는 도피escape로 묘사되는 경향이 더 많다.

> 술에 취했을 때의 행복감 속에서, 그는 실제 세상의 속박에서 벗어나 자기애적이고 원시적인 내부 세계의 욕망과 꿈을 실현한다. 그는 갈등의 원천으로 경험되는 다른 사람을 불안 없이 파멸시킬 수 있는 권력을 누리는 꿈과 같은 삶을 산다.[24]

이것은 여성 알코올중독자에 대한 다음과 같은 설명과 비교된다.

> 여성이 술에 취한다는 것은, 기만당했다거나 외롭다거나 또는 버려진 것과 같은 자기 삶에서의 어떤 실패에 대한 보상이다.[25]

저자에 의하면 여성 알코올중독자는 좀 더 흔히 정신과 의사와 심리학자의 도움을 청하지만, 예후가 남성에 비해 좋지는 않다. 그것은 그들이 본질적으로 보다 더 신경증적이어서 돕기가 더 어렵기 때문이다.

흥미롭게도 저자들의 이러한 설명은, 알코올중독이 디오니소스적 특성이 분출된 것이라는 첫 번째 관점과 여성을 구속하는 전통적 역할에 대한 여성적 반항의 징표로서 알코올중독을 보는 두 번째 관점이 나의 주요한 두 가지 관점에 접근하고 있다. 그러나 내가 비판하고 싶은 것은, 저자들이 남성만이 술을 통해 도피와 권력에 대한 환상을 추구한다고 생각하는 듯한 점과 여성 알코올중독자에 대해 보다 건설적인 관점으로 '실패의 행위'에 대한 그들의 통찰을 추구하는 것까지는 하지 않고 단순히 '더 신경증적이다.'라고 낙인찍어 버린다는 점이다.

영국계 정신의학 모델 핸더슨Henderson과 길레스피Gillespie의 『정신의학 교과서Textbook of Psychiatry』 중 알코올중독에 관한 내용을 보면, 순수하게 분석적인 것과는 거리가 멀다. 저자들은 알코올중독을 정의하고 알코올중독의 패턴 및 증상과 의존의 발달과 치료에 관해 이야기하고 있는데, 분석적이기보다는 서술적이다. 그들이 언급한 몇 가지 요소는 세계적으로 유명한 전문가인 젤리넥Jellineck이 제안한 패턴으로, 전문가들이 널리 참고하고 있다. 그것은 '감마Gamma' 알코올중독자와 '델타Delta' 알코올중독자다.

감마 알코올중독자Gamma alcoholic는 음주 양상이 "강박적이고 통제력의 상실을 보인다. 그들은 적당한 음주가 불가능하며, 흔히 '술에 취해 통합이 안 되고 무능하다.'" 한편 델타 알코올중독자Delta alcoholic는 술을 꾸준히 많이 마시는 사람이다. 그들은 한순간도 술을 자제할 수 없지만, 통합이 안 되거나 충동적인 모습을 보이지는 않으며, 술을 마신 경력이 아주 오래된 이후에야 술에 취하여 의존하는 특징을 보인다.

감마 알코올중독자는 처음 음주를 하는 바로 그 순간부터 알코올에 대한 낮은 내성, 분명한 성격 변화, 기억 상실을 경험하며, 알코올이 자신에게 미친 효과에 대한 후회, 죄책감, 혼란 등의 증상을 보이는 프랑스의 원발성 알코올중독자와 일치한다. 예외가 있지만, 대부분의 여성은 이처럼 충동적으로 음주하는 경향이 있다. 델타 알코올중독자는 속발성 알코올중독자인데, 오랜 시간 아무리 술을 많이 마셔도 멀쩡하게 지낼 수 있으며, 실제로 신체적 중독이 시작되어야만 알코올중독에 굴복하는 경향이 있다.

핸더슨과 길레스피는, 어떤 유형의 알코올중독이든 그 원인은 사회적 환경과 취약한 성격의 조합으로 보았다. 알코올중독자의 가장 흔한 어린 시절 환경은 부모의 다툼이나 별거로 기본적인 정서적 안정감이 박탈되었다는 특징이 있었다. 그러고는 청소년기를 거치며 동료의 압력, 알코올의 경험, 개인적인 불우한 일과 심리적인 문제 등이 더해져 과도한 음주를 촉발시킬 것이다. 의존의 증가는 술에 대한 심리적 몰입preoccupation을 뜻한다. 비밀스러운 음주, 사교모임 이전의 음주, 긴장 · 업무 · 인생에 적응하기 위한 음주, 직업과 사회생활의 황폐화, 죄책감, 후회, 편집증, 그리고 최종적으로는 기억 상실blackout이 나타난다.

알코올중독 치료는 금주이며, 그러고 나서 환자의 생애와 성격을 심리학적으로 연구하고 음주 습관을 대체할 건강한 취미를 갖도록 돕는 것이다. '정신역동적 심리치료가 적합하지 않을 수 있는 덜 지적인 환자들'에게는 혐오치료aversion therapy가 추천된다.[26] 단주모임은 '중독자의 진정한 개별적 성장을 방해하는 정서적 · 종교적 요소에 과도하게 의존하도록 조장한다는 사실에도 불구하고, 뛰어난 치료적 성공' 때문에 추천된다.

단주모임에 대해 이렇게 다소 모호한 칭찬을 한 뒤, 저자들은 자신들이 제안하는 치료적 방법과 관련하여 사실 심리치료의 결과가 매우 분명하지는 않다고 결론을 내렸다. 저자들은 알코올중독자의 예후는 일반적으로 좋지 않다는 비관적인 진술로 알코올중독에 대한 설명을 마치면서, "알코올중독의 치료에서 심리치료적 방법의 가치에 대해 어떤 결론적인 견해를 밝히는 것이 불가능하다."[27]라고 이야기하였다.

저자들은 여성과 관련하여 특별한 설명을 하지는 않았는데, 그것은 단지 앞에서 언급한 서로 다른 알코올중독의 유형에서 알코올중독자는 여전히 항상 '그'였기 때문이다. 여성에 대한 유일한 언급은 '그의 부인'이고, 남성이 회복되려면 그녀의 이해와 지원이 필요하다는 것이다.

전문가 모델 앞에서 언급한 교재에는 신경증과 정신증에 관한 설명이 많고, 알코올중독에 관해서는 분량이 적다. 그들은 알코올중독 치료에 대한 제안을 하고 있지만, 저자들 스스로 치료 결과가 만족스럽지 않다는 것을 받아들이고 있다. 또한 그 책의 다른 부분에서 그렇게도 권위 있게 논의하는 정신장애의 똑같은 분류로 들어오지 않는다는 것을 암묵적으로 인정한다. 아마도 일반 정신의학이 다양한 중독자를 치료하면서 경험하였던 이러한 어려움 때문에, 점차 더 많은 전문가가 정신의학의 안팎에서 나타날 것이다.

여기서의 예는 1장에서 언급한 『알코올중독Alcoholism』이란 교재에서 취한 것이다. 이 책은 알코올중독을 전문으로 한 정신과 의사들이 쓴 것으로서, 정신과 의사들이 동료 일반 의사들보다 알코올중독이란 주제에 대해 좀 더 정통함을 주장하고 있다. 핸더슨과 길레스피와 마찬가지로 케셀과 월튼도 알코올중독의 유형, 원인과 치료에 대해 이야기하였는데, 이들은 보다 자세하게 기술하였다. 그들은 또한 알코올중독자가 되기 쉬운 성격 종류에 대해 명확한 묘사를 하려고 하였다.[28]

저자들은 서론에서 생물-문화적 맥락을 통해 알코올을 설명하면서, 알코올이 중추신경억제제depressant로 작용한다고 지적하였다. 즉, 알코올은 음주로 제일 처음 영향을 받는 기분뿐만 아니라, 더 중요하게는 사회적으로 적응된 행동을 통제하는 대뇌의 부위에 영향을 미친다는 것이다. 이러한 통제는 '최상위 정신 과정의 산물'인데, 이는 제일 먼저 손상된다. 그렇기 때문에 알코올의 영향 아래 그 사람은 정상적인 자제와 억제에서 해방을 경험한다. 서양 문화에서 이러한 해방이 의미하는 것은 공격성과 성적 충동의 표현이 증가하는 것을 의미하는데, 정상적이라면 이는 검열의 대상이다. 그렇기 때문에 과도한 음주자는 흔히 사회에 대한 반항의 표시로 음주하는 것이다.

그들이 지적하는 다른 요소는 전통과 문화적 가치의 상실이 주는 충격이다. 이로 인해 개인의 긴장과 혼란이 증가한다는 것이다. 이탈리아에 거주하는 이탈리아인과 미국에 거주하는 이탈리아인을 대상으로 한 알코올중독 연구는 이러한 사실을 확증해 주었다. 이 연구에 따르면, 이탈리아에서는 약 60%의 남성과 단지 10%의 여성이 때로 또는 자주 지나치게 술을 마시는 것으로 나타났다. 반면 미국에서는 남성 84%, 여성 50%로 그 지표가 상승하였다. 분명히 집단적 동질성이란 안정감이 없어지면 그 영향이 대부분의 다른 문제를 야기하는 것과 마찬가지로 알코올중독에도 영향을 주는 듯하다.

문화적 패턴에서 개인별 사례로 옮겨 가며, 저자들은 알코올중독에 걸리기 쉬운 다섯 가지 다른 성격 유형을 서술하였다.

- **미성숙한 성격:** 특히 어머니 치마폭에 있는 남성mother-bound men으로서, 정상적인 아동기를 한참 지난 후에도 부모의 인정, 칭찬, 의존이 필요하다는 특징이 있다. 이들은 충족될 수 없는 근친상간적 관계에 사로잡혀 있기 때문에 현실 세계에서 부정하는 환상을 충족하기 위하여 술에 의존한다.
- **자기-탐닉적 성격:** 부모의 과잉보호로 각자 개인적으로 성취하는 기회를 박탈당하고 즉각적 만족의 욕구만 조장된 사람이다. 이들은 쾌락원리pleasure principle에 따라 살며, 좌절과 불편이 감소하기만을 추구한다. '이들에게 음주는 축하 의식이다. 방탕을 일삼는 무리sybarites인 그들은 현실의 쾌락 부분을 격리한다. 술

을 마실 때 조명을 흐리게 하고, 음악을 연주하며, 심지어 의복을 차려 입기도 한다. 그는 방탕한 사람처럼 행동한다.'[29]

- **성적으로 불안정한 음주자**: 성적인 문제가 있는 이들은 세 가지 범주로 나눌 수 있다. 첫째, 성적 욕구가 거의 없어서 부인이 불만을 표현하고 비난하기 때문에 술을 마신다. 둘째, 성을 더럽고 두려운 것으로 생각해 여성과의 관계가 불가능하다. 낭만적 강박romantic obsession에서 벗어날 수 없는 희생자로서, 이러한 강박에서 해방되기 위하여 술을 마신다. 셋째, 저자들이 성도착자로 부르는 이들로 동성애자, 가학성 변태성욕자, 페티시즘, 노출증 등이 있다. 그들은 그러한 변태적 행동에 대한 수치심을 완화시키거나 정상적으로 행동하기 위하여 술을 마신다.
- **자기 처벌적 성격**: 어린 시절부터 적대감을 억눌러 온 사람들로서 그 결과 끊임없는 긴장 속에서 살아간다. 이들에게 음주는 '내적 적대감을 표현하는 무책임하고 무의식적인 방법'[30]이다.
- **스트레스에 취약한 성격**: 기본적인 신경증 모델의 범주에 속하는 사람들이다. 이들은 완벽주의자이며, 스스로에게 엄격하고, 외부와 내부의 갈등 때문에 끊임없이 스트레스를 받는다. 이때 알코올은 위안을 주며 실제의 신경증을 물리칠 수도 있다.

단순하게 원발성/속발성, 즉 감마/델타 유형으로 구분하는 것에 만족하지 않고, 저자들은 이렇게 다양한 성격이 어떻게 알코올중독으로 표현되는지를 정교화하려고 하였다. 또한 다음과 같은 여섯 개의 유형을 발견하였는데, 이는 순진한 알코올중독자unsuspecting alcoholic, 통상적이고 억제된 알코올중독자regular and restrained alcoholic, 강박적인 알코올중독자compulsive alcoholic, 신경증적 알코올중독자neurotic alcoholic, 증후적 알코올중독자symptomatic alcoholic, 음주광dipsomaniac이다. 이 여섯 유형이 앞에 설명된 범주와 어떻게 연결이 되는지는 설명하지 않았다.

성격 묘사에서도 여성에 대한 어떤 언급도 없는데, 이는 알코올중독자는 틀림없이 남성일 것이라는 가정 때문이다. 그러나 음주 패턴을 묘사하면서 저자들은 여성에 대해 잠깐 언급하였다. 그들에 의하면, 사회적 관습 때문에 여성은 비밀리에 가정에서 음주하며, 취하지는 않지만 술을 끊지는 못한다고 하였다. '그녀들은 저녁마다 남편이 퇴근하여 귀가하기 전에 음주의 증거, 즉 자기 자신과 가정을 방치한 행위를 감추기 위하여 애처로운 노력을 하여야 한다.'

정중한 표현을 사용했지만, 이에 대하여 가정과 직장에서 술에 취했던 많은 여성은 음주를 들키지 않아야 할 남편이 있건 없건, 그 같은 포괄적인 내용에 이의를 제기할 것이다.

저자들은 책의 후반부에 알코올중독자 가정을 이야기하면서, 남편이 여성 알코올중독자를 떠나는 경우가 부인이 남성 중독자를 떠나는 경우보다 더 흔하며, 남성 알코올중독자에 비해 결혼생활이 대개 덜 안정적이라고 하였다. 그 원인은, 남성의 음주는 여성보다 사회적으로 더 허용되는 면이 있고, 여성은 재정적으로 남성에 의존적이기 때문이라고 보았다. 그러나 이러한 일상적인 설명 외에 저자들은 "여성 알코올중독자의 성격은 남성 알코올중독자의 성격보다 대부분 더 신경증적 장애가 있다."[31]라고 덧붙였다.

이와 같이 다양한 성격과 음주 패턴을 설명한 다음, 술을 마시게 되는 동기, 기회의 사회적 · 문화적 요소와 사례를 언급하였다. 알코올중독자의 개별적 · 심리학적 측면과 관련하여 초기 발달 단계에의 고착, 성인기로 연장된 아동기 패턴, 스트레스를 받으면 퇴행하기, 불안전한 자아 발달 등에 관해 이야기하였다. 특히 모든 알코올중독자에게 구강기의 고착이 흔하다고 하였다. 즉, 성격에 관계없이 모든 알코올중독자가 소유욕 및 의존과 유아적 충동이 강해서 분명하게 또는 은밀하게 타인에게 지나치게 의존적인 모습을 보인다는 것이다. 그들이 유아적 특성을 보이는 이유는, 어머니의 기본적인 보호를 받지 못하였기 때문에 지속적으로 욕구 충족을 추구하거나, 지나치게 방임적인 어머니와 일관성이 없는 아버지의 양육이 상승 작용을 하여 애정, 보호, 보살핌에 대한 욕구가 과장되게 나타난다는 것이다. 저자들은 모든 알코올중독자가 아동기에 주로 부모의 다툼, 한부모, 기본적인 불안정과 비일관성 등 심한 정서적 외상이나 박탈을 경험했다고 결론짓고 있다.

비평 앞에 제시된 대부분의 설명은 많은 심리치료자가 확인하고 동의한 것이다. 정신분석가와 심리치료자의 모든 연구와 저작을 검토해 보면, 구강기 고착, 자아 발달의 결여, 유아적 추동, 의존과 관련된 매우 비슷한 이론을 확인할 수 있다. 그 외에 음주 패턴과 성격에 관한 다른 이론이 조금씩 다른 치료법과 함께 제안되고 있다. 이들은 모두 자신의 전문적인 심리학적 수련을 토대로 '누가? 무엇을? 왜? 언제? 어디서? 어떻게?'라는 질문에 답하려고 한다. 그리고 이러한 질문에 대한 추론을 토대로 치료에 관해 설명하고 있다.

나는 케셀과 월튼의 관점을 기술하고자 한다. 왜냐하면 그들의 이론은 알코올중독에 대한 심리학적 모델의 기여를 포괄하는 장점, 단점, 양가적인 매우 좋은 예가 되기 때문이다. 그들이 제시한 음주자와 음주 패턴의 범주는 그 자체로 매우 흥미롭다. 다른 전문가들의 것과 마찬가지로 적절한 관찰로 세밀화되어 있으며, 다양한 알코올중독자를 진단하고 치료하는 데 도움이 될 것이다. 그러나 이 이론을 이해한다고 해서 알코올중독자를 치유하지는 못하였다. 많은 알코올중독자가 개인 심리치료를 받았고 자신에 관해 배웠지만, 여전히 술을 마신다고 이야기하고 있다.

또한 불행하게도, 저자들의 견해는 알코올중독자의 결점, 열등함, 일탈과 관련하여 매우 도덕주의적이고 청교도적이면서 독선으로 가득 차 있어서, 그들의 임무인 환자를 판단하지 않고 돕는 역할을 하는 전문가가 맞는지 의문스럽다. 과거의 심리학적-분석적 모델의 대표로서, 저자들은 여전히 과거의 의학 모델을 따르는 많은 의사처럼 같은 함정에 빠졌다. 즉, 그들은 전문적으로 수련받은 것에 따라 알코올중독자를 치료하지만, 곧 광범위한 사회적 편견에 사로잡혀 알코올중독자를 고통을 겪고 있는 환자로 보는 것이 아니라 결함 있고 비도덕적인 존재라는 비전문가의 관점으로 보는 것이다. 이러한 암묵적인 가치관을 가지고 있으므로 여성 알코올중독자에 대한 그들의 태도가 보다 더 판단적이거나 매우 피상적이라는 것은 놀랄 일이 아니다.

최근의 심리학적 모델

알코올중독자에 대한 분석적이거나 치료적인 태도가 모두 그렇게 실망스러운 것은 아니다. 오늘날 보다 많은 전문가가 순수하게 심리학적 일대일one to one 대면치료를 벗어난 다른 접근법을 인정하고 추구하고 있다. 일반적으로 개인 치료, 가족 토론과 단주모임 같은 지원 집단을 통한 유지의 병행이 최적의 해법이라 여기고 있다. 중독과 알코올중독 전문가의 많은 연구 결과는 단주모임이나 융학파의 입장과 매우 유사하다. 왜냐하면 그들은 알코올중독의 주요한 측면으로 영성spirit의 중요성을, 그리고 치료에서의 가장 중요한 요소로 사랑, 즉 관계의 중요성을 강조하고 있기 때문이다.

그중 한 사람인 데이비드 스튜어트는 알코올중독자와의 경험 그리고 접근 방식과 치료에 대한 결론을 담은 『자유를 향한 갈망Thirst for Freedom』이라는 책을 썼다. 그는 정의, 성격, 패턴 및 치료와 관련하여 분명한 모델을 가지고 있다. 그러나 그의 모델은 전통적인 심리학적 관점에, 알코올중독자에 대한 단주모임의 접근 방식과 정신에 대한 융학파의 접근 방식의 특징인 분류할 수 없는 인간 요소와 감정의 중요성에 대한 보다 개방적인 태도를 결합시켰다.

스튜어트의 주장을 간단히 요약하면, 모든 중독은 중독물질에의 노출, 금단 증상으로 인한 어려움, 그 어려움을 완화하기 위한 약물의 섭취라는 특징이 있다. 단주모임과 마찬가지로, 그는 알코올중독을 3중의 질병으로 정의한다. 그러나 정신적 · 육체적 · 영성적 질병이라고 하는 대신 의학적 · 심리학적 · 사회적 질병이라고 하였다.

또한 정상적인 음주자와는 달리, 알코올중독자는 알러지 반응을 일으키는 생화학적 결함의 가능성을 가정한다. 이러한 주장은 아직 증명되지 않았으며, 대부분의 전문가는 단주모임의 견해와는 반대로 알코올중독은 그 자체가 질병이 아니라고 단호하게 주장하는 가설도 거부한다. 스튜어트는 최근의 의학 모델의 낙관적 견해에 동의하는 사람 중 한 명이 될 가능성에 근접해 있다. 그는 알코올중독의 발달에 가장 큰 영향을 미치는 요소로 사회적 관습과 도덕을 강조한다. 그리고 치료는 단주, 치료 그리고 단주모임이나 다른 단체의 계속적인 참여가 공통으로 포함되어야 한다고 생각한다.

스튜어트의 결론이 완전히 획기적인 것은 아니다. 그의 결론은 정신의학 모델이 이미 제시했던 내용과 매우 일치하며, 최신의 심리학적 준거를 사용하는 대부분의 전문가가 동의한 것이다. 그러나 그는 도덕주의적 태도가 적고 방어적인 전문용어를 내세우지 않으면서 자신의 관점을 서술했을 뿐만 아니라, 전문가의 관점과는 구별되는 두 가지 주요한 특징이 있다. 한 가지는 그가 '영성적 갈망spiritual craving'과 같은 용어의 사용을 주저하지 않았을 뿐만 아니라, 심지어 알코올중독의 모든 원인을 이해하고 충분히 치료를 하였어도 '종교가 신비한 것처럼 중독은 신비한 것으로 남아 있다.'[32]는 주장까지 하였다는 점이다. 이러한 그의 견해는 융의 관점과 매우 비슷하다. 융이 단주모임의 공동 창시자인 빌 윌슨Bill Wilson에게 보낸 편지를 보면, 알코올에 대한 갈망은 "낮은 수준에서는 우리 존재가 전체성에 대한 영성적 갈망을 갖는 것 같다. 즉, 중세의 언어로 이야기한다면 신과의 합일the union with God과 같다."[33]라고 하였다.

또 다른 한 가지는 자신의 책에서 여성의 알코올중독에 관해 별개의 장을 나누어 서술하였다는 것이다. 그의 많은 전문가 동료와는 달리, 그는 여성의 심각한 심리적 문제나 사회적 부도덕을 인용함으로써 그 문제를 간단히 처리하지 않았다. 도리어 여성 알코올중독의 이론적이고 실재적 측면에 많은 장을 할애하고 있다. 뒤에서 나는 영적인 문제로서의 알코올중독과 여성 알코올중독자 둘 다에 대한 그의 관점을 언급할 것이다.

수련 배경과 관계없이 대부분의 전문가는 특정한 주요 관점에 의견을 같이한다. 예컨대, 알코올중독은 개인적 · 환경적 요소와 술에 대한 노출의 결합에서 나온다는 것이다. 즉, 개인적 원인에는 받아들이기 어려운 감정의 억압, 즉 고통스러운 감정에서 탈출하여 유쾌한 감정을 만들어 내는 것이 포함된다. 치료는 우선 단주부터 해야 하며, 그러고 나서 다양한 사회적 · 심리학적 방법이 사용된다. 다만, 차이라면 무엇을 강조하는가 하는 것이다. 부정적인 결과와 증거에도 불구하고, 어떤 전문가는 개인 치료를 통해 알코올중독을 치료하려고 노력한다. 이들은 통찰이 술을 마시는 강박행동을 끝낼 것이라고 주장한다. 또 다른 전문가는 일반적으로 치료만으로는 효과가 없다는 것을 받아들이는데, 이는 오늘날 점점 더 상식이 되고 있다. 범주에 대한 전문적인 용어와 세밀한 정교화에도 불구하고 여전히 알코올중독자의 부도덕성을 강조하는 전문가도 있다. 그리고 엄격하게 객관적인 기계론적 관점을 주장하고, 자신의 전문가적 수련 배경을 넘어 '영혼' 이나 영성이라는 신비의 영역에 더 개방적인 전문가도 있다. 여기에 주어진 예가 모든 가능성을 포함하고 있지는 않지만, 주류의 접근법을 꽤 많이 대변하고 있다.

가족 상호작용 모델

이 모델은 알코올중독의 마지막 모델로서 가장 최근의 것이다. 이 모델은 알코올중독이 일종의 가족의 상호작용family interaction으로, 한 사람은 알코올중독자 역할을 하고, 다른 사람은 순교자 부인이나 방치된 아이와 같은 보조 역할을 한다는 것이다. 즉, 알코올중독자의 행동은 결코 개인적 · 심리적 동기가 원인인 것만은 아니며, 항상 진행 중인 가족 '게임'에서 일련의 역할을 수행하는 사람으로 보아야 한다. 이 게임은 '나선형이고 자기-강화적'이므로 정확한 놀이Play에 대하여 질문하는 것은 의미가 없다. 일반적으로 어떤 가족의 특성은 한 세대에서 다음 세대로 전해지며, 누가 어떤 역할을 맡을 것인지는 우연히 결정된다. 이때 배열constellation과 게임을 치료할 자격이 있는 유일한 전문가는 가족상담과 '게임놀이game playing'를 수련한 치료자뿐이다. 그러한 치료법을 사용한다면 회복의 예후가 좋지만, 그렇지 않으면 나쁘다.[34]

비평 이 모델은 클라우드 스타이너Claude Steiner가 저술한 『알코올중독자들이 하는 게임Games Alcoholics Play』에서 기원한다고 볼 수 있다. 실제 그의 책은 큰 영향을 주지는 못했는데, 왜냐하면 과거의 심리학적-분석적 모델과 동일한 결함이 있었기 때문이다. 즉, 그의 접근법은 비싸고 또한 매우 전문화된 치료자를 요구하기 때문에 알코올중독자가 결코 이용할 수 없다. 그러나 정신분석과 마찬가지로 그의 이론의 영향력은 실제 효용성을 훨씬 넘어섰다. 그는 전체 가족상황 total family situation으로 관심을 확장하였으며, 알코올중독자와 함께 지내는 사람들은 그와 마찬가지로 심리적으로 혼란을 경험하기 쉽고, 한 사람의 변화는 다른 사람에게도 반드시 영향을 미친다고 하였다.

이러한 결론은 완전히 새로운 것은 아니다. 단주모임에서 알코올중독자 가족의 모임인 알라논Alanon은 바로 그러한 깨달음으로 생겨났다. 융 역시 한 개인의 신경증이나 또는 무의식적 갈등은 다른 사람을 오염시킨다고 반복해서 강조하였다. 그는 어떤 사람이 자신의 그림자shadow를 다루지 않는다면, 가족 중의 누군가가 그것을 처리하거나 그것을 실행하게 만든다고 하였다. 1912년에 그는 이미 부모의 무의식적인 태도가 자녀에게 얼마나 깊은 영향을 미치고, 심지어 운명까지 결정할 수 있는지를 언급하였다.[35] 그는 한 세대가 다음 세대에 영향을 미칠 수 있다는 사실을 처음으로 강조한 사람 중 한 사람이었으며, 가족의 '저주'는 그것이 콤플렉스의 형태를 취하든 또는 알코올중독의 형태를 취하든, 한 개인이 그것에 직면해서 멈추게 할 때까지 세대를 넘어 전해진다는 것이다.

그렇기 때문에 스타이너의 저술 내용이 전적으로 독창적인 것은 아니라고 볼 수 있다. 그러나 그의 힘차고 그럴듯하며 재미있는 이야기 방식은, 다른 전문가의 '딱딱한' 접근 방식보다 알코올중독 문제를 일반인이 보다 쉽게 이해하고 접근할 수 있는 형태로 전달하였다. 그의 입담 그리고 알코올중독자의 유형과 그 게임에서의 '움직임' 을 묘사하기 위하여 사용한 '순항선의 연출가' 같은 용어에 거부감이 들 수도 있다. 그러나 '술에 취해 거만한 자Drunk and Proud' '술주정꾼Lush' '술 중독자Wino'와 같은 분류는 정신의학 교과서에 재미없게 기술된 주정꾼에 대한 제대로 된 묘사와 일치한다는 것을 인정하지 않을 수 없다. 알코올중독자에 대한 많은 통찰, 예컨대 금주의 허락에 대한 필요성과 그들이 가족 연극의 배우로 살아야만 하는 소위 가족 '각본'은 실제로 매우 적합하다.

불행하게도 가족 상호작용 모델은 실제적인 효용성은 떨어지나 이론적이고 대중적 영향력 측면에서 가치가 있었다. 스타이너는 바로 알코올중독을 전문가 영역의 손에서 빼앗아서 '모든 사람이 알코올중독자를 이해하고 다룰 수 있도록' 노력하였지만 실제적인 방법의 문제에 이르러 그 목표를 달성할 수 없었다. 결국 그의 생각에 따르면 모든 사람이 게임을 할 수 있고, 어떤 게임을 하고 있다는 것을 알고는 있지만, 단지 매우 적은 수의 특수하게 수련된 사람만이 그 게임을 심판할 수 있다. 그렇다면 점수를 기록할 사람이 없는데 게임이 무슨 쓸모가 있다는 말인가?

여성과 관련하여 스타이너는 어떤 분명한 가치 판단도 하지 않았다. 그는 여성 음주자가 있으며, 그들의 과도한 음주 원인 및 치료와 관련하여 특정 도움이 필요하다는 것을 시사하였다. 그러나 스타이너의 여성 알코올중독자에 대한 이해는 그의 다른 모델과 똑같은 결함이 있었다. 즉, 지나치게 도식적이고 지나치게 경박하다는 점이다. 그는 여성이 '술주정꾼lush' 이라고 자신이 이름 붙인 범주에 해당한다고 주장하면서, 이것은 그들이 남편과의 친밀감과 남편의 '쓰다듬기strokes'의 결여 때문이라고 하였다. 그러나 남성 알코올중독자의 경우는 '술에 취해 거만한 자'의 범주에 속하는 경우가 많으며, 공격성과 전능감을 드러내기 위하여 음주한다고 하였다. 이 두 가지 범주에 대한 그의 묘사는 매우 설득력이 있으며, 많은 여성과 남성 음주자를 그렇게 분류할 수 있다. 하지만 그렇지 않은 많은 음주자가 있다. '술주정꾼'의 범주에 들어가는 남성 음주자가 있으며, 또한 '술에 취해 거만한 자'의 범주에 들어가는 여성 음주자도 있다. 뿐만 아니라 스타이너는 일반인을 위해 단순화하려는 욕구 때문에 많은 다른 범주를 무시하였다. 더구나 이러한 분류의 기저에는 여성은 남성에게 전적으로 의존적이고, 여성의 음주는 오직 남성과의 관계 때문이며, 알코올중독자의 영역에서 여성은 남성보다 열등하다는 통상적인 가정이 숨어 있다. 결국 그 정의가 어떠하든, '술주정꾼'은 '술에 취해 거만한 자'보다 훨씬 덜 고상한 것으로 그려진다.

결론 대체적으로 앞에 제시된 모델은, 남성과 여성 알코올중독자에 대한 오늘날 만연한 일반적인 태도와 관념을 보여 준다. 어떤 것도 절대적으로 결점이 없는 것은 없다. 대부분의 모델은 자신의 관점을 강화하기 위해 다른 모델을 연결한다. 예를 들면, 과거의 의학 모델은 전문성이 한계에 이르면 결함 모델 또는 음주 모델의 도덕성을 끌어온다. 새로운 의학 모델은 단주모임이 발견한 것을 사용하고, 심리학적-분석적 모델도 단주모임을 사용한다. 새로운 의학 모델과 심리학적 전제는 전통적인 정신분석이론에 속한다.

모든 모델이 공통적으로 가지고 있는 것은 여성 알코올중독자에 대한 특정한 태도다. 여성 알코올중독자는 대체로 독립된 실체로 인정되지 않았다. 여성 알코올중독자는 남성보다 결함이 있고, 비도덕적이며, 더 병적인 것으로 간주되었다. 무엇보다도 불합리한 점은, 남성은 알코올중독자로 불리면서 적어도 동정을 받기도 했지만, 음주를 과도하게 하는 여성은 병에 걸린 것이 아니라 도덕적으로 잘못된 것으로 간주하는 경향이 많았다는 것이다. 그녀의 성Sex이 그녀의 음주문제보다 더 중요하였다. 항상 그랬던 것은 아니지만, 이 의견에 대한 예외는 단주모임에서 발견되었다. 또한 데이비드 스튜어트와 같이 예외적인 전문가도 있었다. 그는 그 문제를 보다 개방적으로 연구하려고 노력하였다.

아직까지 여성 알코올중독자와 관련하여 탐색할 것이 많이 남아 있다. 비록 많은 심리학적 기제를 남성뿐만 아니라 여성에게도 공통적으로 적용할 수 있지만, 그렇지 않은 심리학적 기제도 많다. 특히 여성 알코올중독자의 특별한 측면과 관련하여 현재의 문헌에는 새로운 통찰을 보여 주는 것이 많지 않다. 이것이 후속 장에서 내가 서술하려는 부분이다. 단주모임과 같은 치료적 방법을 통해 치료되거나 회복되는 알코올중독자가 크게 증가하고, 알코올중독의 원인과 유형이 심리학적 연구를 통해 상당히 명료해졌지만, 그럼에도 알코올중독의 의미meaning는 아직 깊이 이해되지 않고 있다. 따라서 분석심리학analytical psychology이 기여할 수 있는 것이 바로 이 영역이 될 것이다.

2

알코올중독에 대한 융학파의 관점

알코올중독에 대한 융의 관점

칼 융은 자신의 저술에서 술과 알코올중독에 대해 특별한 언급을 거의 하지 않았다. 정신과 의사로 일하던 젊은 시절에 「조증기분장애에 대하여On Manic Mood Disorder」라는 논문을 발표하였는데, 여기에서 그는 알코올중독을 포함한 증상을 가지고 있는 네 명의 사례를 실었다. 그러나 융은 알코올과 관련한 증상에 대하여, 그들이 가진 기본적인 '정신적 퇴보'에 이차적인 증상이라 간주하였다. 이들의 주 문제를, 정신증이나 조증이 아닌 경조증 상태라고 생각하였다. 그러나 정서적인 불안정, 사고의 비약, 쉽게 주의가 산만해지고 과잉 행동적이며 안절부절못하는 특징을 보였다. 이에 따라 '과장된 자기 중요성, 과대망상적 사고, 알코올중독, 다른 도덕적인 결함들'이 이차적으로 나타나게 된다는 것이다.[36]

이들은 정신박약, 즉 지능이 심하게 떨어지는 것은 아니기 때문에 도덕적으로 타락한 행동을 보이지는 않았다. 융이 이 네 사람의 사례 모두에서 주목한 것은, 이들의 지능과 '기막히게 무능한' 그들의 행동이 크게 대조가 되었다는 점이다. 융이 보았을 때 이들에게 윤리적인 감정이 결여되어 있지는 않았다. 그보다는 기본적인 정서적 비정상 때문에 쾌락을 추구하는 듯하였다. 이는 "그들의 기질이 극단적으로 낙천적이기 때문에 지적 과정에 매우 변덕스러운 토대를 제공하여 감정적 색조에 필요한 지속성을 주는 데 실패하는 것 같다."라고 하였다.[37] 융의 설명에 의하면 두 남자와 한 여자에 대한 기술에서 유일한 차이는, 여성은 외부 자극에 과민하고 비판을 받으면 우울해지며, 사회적으로 동급인 친구들과 같이 있기보다는 오히려 하인같은 '자신보다 하층인' 사람과 함께 있기를 이상하게 더 좋아한다는 것이었다.

지금도 그렇지만 그 당시에도 여성은 남성보다 외부의 사회적 기대에 따라 제한이 더 많았고, 의식적이든 아니든 실현되지 않은 심리적 요소인 '그림자 shadow'와 접촉하려고 할 때 더 이상하게 보인다는 일반적인 양상과 일치하는 것이다.

융의 저술을 지금 다시 읽어 보면, 사례에서 보이는 행동 중 얼마만큼이 '조증기분장애 manic mood disorder' 때문인지 또는 얼마만큼이 실제 음주로 인한 문제인지를 파악하기는 어렵다. 사실 정서적 취약성이 소아기부터 있었다고 하여도, 그러한 취약성은 유지되고 술 때문에 악화될 수 있다. 병원에 머무는 동안 이들 환자의 사례와 같이, 만약 음주 문제가 그저 일시적이 아니라 영원히 해결되었다면, 다른 정서적 문제는 교정되었거나, 아니면 적어도 자기파괴적인 방식으로 나타나는 것은 감소되어야 한다.

여기서 요점은 많은 알코올중독자가 융이 사용하였던 것과 거의 같은 용어로 묘사될 수 있다는 것이다. 음주를 할 때 그는 무책임하고, 안절부절못하고, 신뢰할 수 없고, 정서적으로 취약하고, 완전히 팽창된 사고를 보이며, 사회적으로 눈살을 찌푸리게 만드는 다른 도덕적인 결손을 보인다. 그러나 같은 사람이 회복되어 금주를 하면, 술을 마셨던 과거와는 달라진 것처럼 보이고, 이전의 정서적으로 불안정했던 성격과도 다르게 보인다는 것이다. 이는 마치 금주 과정이 음주를 멈추게 할 뿐만 아니라 음주하는 사람을 변화시키는 것 같다.

그러한 변환 transformation은, 예컨대 단주모임에서는 드물지 않게 일어난다. 그러나 융의 초기 저작은 많은 부분이 20세기 초 정신의학의 영역 안에서 이루어졌다. 그래서 무엇이 인간의 열등성inferiority을 구성하는가에 대하여 충분히 알고 있지도 못했다. 다시 말해서, 단일한 자아의식ego consciousness이 아니라 정신의 복수성 psychic plurality이 중요하고, 무의식이 갖는 치유력 및 집단의 가치가 아니라 개인 가치의 중요성에 대한 그의 위대한 업적이 아직 나타나기 전이었다.

프로이트 그리고 당시의 전통적인 정신의학과 관계가 깨지고, 자신의 무의식을 탐색하기 시작한 몇 년 후, 융은 『심리적 유형론 Psychological Types』을 썼는데, 여기서도 알코올중독에 대하여 언급하였다. 이 책의 말미에 있는 유형의 일반적 기술에서, 융은 알코올중독이 외향형extraverted types이 겪을 수 있는 위험 중 하나라고 밝혔다. 그는 이 유형의 사람이 외부 현실outside reality에 의존하고 과도하게 적응하기 때문에 의식과 무의식이 분열되면서 주관적, 즉 내향적introverted 요소가 억압된다고 하였다. 정서, 욕구, 감정, 유아적이거나 원형적인 요구 등 주관적인 요소가 문화적인 이유로 억압될 때, '쉽게 술, 모르핀, 코카인과 같은 마약을 남용하게 되거나 신경증에 이를 수 있다. 극단적인 경우에 이러한 분열은 자살로 끝날 수 있다.' 38

그러나 융은 후에 이러한 가능성이 남성에게만 나타난다는 제한을 두었다. 남성은, 그들의 남성적인 논리masculine logic와 객관성objectivity 때문에 외부 세계를 잘 다루지만, 감정 그리고 아니마와 관련된 반응anima-related reactions이 무의식적이기 때문에 내부 세계에는 취약하다고 하였다. 따라서 남성은 '알코올중독이나 인격적 결함과 같은 무의식적 충동에 희생되기가 쉽다.'는 것이다.[39] 반면 여성은 외부 세계에 취약하기 때문에 외부 환경의 희생물이 되기 쉽지만, 절망과 내적 고통에는 그다지 취약하지 않다고 보았다. 왜냐하면 여성의 무의식적인 영혼인 아니무스는 남성이 외부 세계에서 보여 주는 객관성이나 강인함과 같은 남성적 특성을 갖기 때문이라고 하였다.[40]

알코올중독에 대한 이러한 언급은 융의 초기 저작인 정신퇴보이론the psychic degeneracy theory에서 발전한 것으로, 이제 페르소나persona와 그림자shadow, 개인과 집단 사이의 정신내적 조절intrapsychic regulation과 보상기제compensatory mechanism를 강조하였다. 그러나 여성이 내적인 악마에 덜 취약하다는 이러한 언급은, 중세의 것이 아니라면 신학자가 여성에게 영혼이 있다는 것조차 동의할 수 없었던 빅토리아 여왕 시대의 태도를 상기시킨다. 어쨌든 오늘날 여성주의 의식의 발달과 남성 세계에서 여성의 가치를 향한 투쟁은, 이전에는 남성에게만 고유한 것으로 간주되던 무의식적 충동, 즉 알코올중독과는 다른 비행 같은, 남성과 똑같은 질병에 여성도 걸릴 수 있는 '권리'가 주어졌다.

융이 알코올중독에 대하여 구체적으로 언급한 것을 찾는 것은 도움이 되지 않는다. 오히려 그가 평생 탐색한 원형적인 주제archetypal themes, 그리고 어떤 유형의 행동에도 준거로 작용할 수 있는 패턴을 찾아야 한다.

알코올중독에서 가장 중요한 것은 아마도 아폴론적 사고와 디오니소스적 사고라는 대극적인 주제일 것이다. 융은 디오니소스적인 요소인 '신성한 취함divine intoxication'을 의식儀式의 범위 내에서 어떤 표현을 요구하는 중요한 인간 경험으로 지각하였다. 그러나 그가 관찰하기에 기독교는 점진적으로 이러한 '이교도적인' 표현을 제거하면서, 다만 '애도, 열성, 경건 그리고 잘 조절된 영성적 즐거움'에만 여지를 남겨 두었다고 보았다.[41] 융의 이러한 통찰은 알코올중독의 이해에 결정적인 것이었다. 그의 말처럼 빙의憑依가 종교적 경험의 일부이고, 취함이 '가장 직접적이고 위험한 형식의 빙의'[42]라면 종교적 의식에서 보다 열정적이고 비합리적인 디오니소스적 요소를 제거함으로써 교회는 디오니소스를 '지옥의 문을 활짝 열어젖히는'[43] 악마로 바꾸어 놓는다. 그럼으로써 음주는 이제 더 이상 '신성한 취함'이 아니며, 무시된 원형의 어두운 측면에 의한 빙의인 중독과 알코올중독으로 끝나게 되는 것이다. 이 주제는 나중에 구체적인 여성의 삶에서 살펴보도록 하겠다.

여기서는 우선 정신의 발달과 장애에 대한 융의 일반적인 사상을 살펴보고, 앞에서 설명한 이론적인 모델과 비교하여 알코올중독에서 회복하려는 단주모임의 철학을 살펴볼 것이다.

이론적인 모델에 대한 비평

도덕주의적인 또는 도덕적인

처음의 세 모델은 알코올중독에 대한 일반인의 태도를 반영하는 것으로, 기본적으로 도덕주의적인moralistic 것이다. 즉, 어느 사회의 구체적이고 집단적인 표준에 따라서 모든 사람이 지켜야 하는 행동 규준이 있는데, 알코올중독자는 부도덕한 음주 패턴으로 그것을 위반한다고 보았다. 오늘날 많은 사람이 이러한 도덕적인 판단을 반대하는데, 만약 알코올중독자를 선험적인 범죄자로 규정하여 사회에서 탈락시킨다면 이들은 회복할 기회가 없어지기 때문이다. 사실 단주모임 운동이 기여한 것 중 가장 중요한 하나가, 알코올중독에 대한 강력하게 뿌리박힌 도덕주의적 분위기에 반대하여 환자는 알코올중독에 대한 책임이 아니라 회복의 책임이 있다고 주장함으로써 알코올중독을 진정한 질병genuine illness으로 받아들이도록 만든 점이다. 이는 환자, 특히 여성 환자는 선천적으로 나쁜 사람이어서 알코올중독이 되는 것이며, 너무 무책임하기 때문에 회복되기 어렵다는 일반적인 태도와는 반대되는 것이었다.

단주모임에서는 도덕주의적인 것과는 대립되는 도덕적인moral 강조가 현저한데, 이는 기본적인 12단계에서 사용되는 용어와 매주 모임의 분위기에서 관찰할 수 있다. 예컨대, 회원들은 시간과 장소에 관계없이 자신의 분노와 미움을 행동화하지 않으며 살아야 하고, 음주하는 삶을 반성하며, 자신이 해를 끼쳤을 수도 있는 사람들에게 보상하고, 끊임없이 다른 알코올중독자에게 단주모임의 메시지를 전해야 한다. 이런저런 단주모임의 원칙은 오직 도덕적이라고만 부를 수 있는 생활 방식에 속한다. 그러나 공중도덕, 즉 알코올중독자를 비난하는 도덕주의moralism와 알코올중독자를 돕는 단주모임의 도덕morality에는 차이가 있다.

이 차이는 융이 집단적인 도덕 기준과 개인적인 도덕 기준을 구별한 것과 비슷하다. 자신의 저서에서 계속 반복하였던 주제인데, 그의 통찰력은 일반적인 도덕을 어떤 개인의 문제에 적용할 때의 문제를 잘 보여 주었다. 말하자면 융은 각 개인이 자신의 어두운 면, 즉 그림자를 직면해야 하며 선과 악, 어두움과 밝음 사이의 갈등에 적극적으로 참여해야 한다는 사실을 강조하였다. 집단의 규칙이 필요한 것이기는 하지만, 반드시 특정 개인에게 적용할 수 있는 것은 아니라고 하였다. 문제가 되는 것은 이러한 집단 규칙이 개인적인 노력의 도피처로 사용할 수 있다는 것이며, 또 사실 자주 그렇게 사용하고 있다는 것이다.[44] 무엇을 했는가가 아니라 어떻게 했는가가 중요하다. 그래서 금주자라든가 또는 '술을 잘 마시는' 사람이란 표현은 쉽게 말하는 관습적 기준의 알코올중독자를 판단하는 것일 수 있으며, 개인의 정신과는 관계없는 집단 기준을 만족시키는 태도 뒤로 숨는 것이기도 하다.

융에 의하면, 양심과 윤리적 권리라는 관념은 선험적으로 인간에게 존재하는 것으로, 개인이 진정으로 개성화하기 위해서는 반드시 그것을 따라야 한다.[45] 그러므로 알코올중독자가 집단의 도덕적 기준을 지키는 것이 자신의 정신적 가능성을 침해하지 않는 것보다 더 중요한 것은 아니다. 어떤 경우에도 진정한 선택은 없다. 융은 선택이 진정한 도덕성의 유일한 기준이라고 하였다. 따라서 단주모임에서 알코올중독의 회복에 도덕적 원칙의 준수를 강조하는 것은, 융이 개인의 상황에 적용했던 것을 집단에 적용한 것이라고 할 수 있다. 즉, 음주의 어두운 측면으로 나타나는 그림자에 맞서서, 더 나아가 모든 문명인이 혼란과 파괴에 빠지지 않기 위하여 필요한 어떤 한계를 인식해야 한다는 것이다. 융은 빌 윌슨Bill Wilson에게 보낸 편지에서 이 점을 분명히 하였다.

> 나는 이 세상에 만연하고 있는 악의 원리가 진정한 종교적 통찰이나 또는 인간 공동체의 방호벽에 의해 저지되지 않는다면, 인식하지 못한 영적 욕구를 파멸로 이끈다고 확신합니다. 종교적인 통찰의 보호를 받지 못하거나 사회에서 고립되어 있는 평범한 사람은 악의 힘에 저항할 수 없는데, 우리는 이것을 진짜 악마라고 부를 수 있습니다.[46]

그림자를 인식한 후에는 새로운 종류의 도덕성이 생긴다고 융은 말했다.

> 어떤 사람이 자신을 안다면, 그렇다면 그는 자신의 과실을 알 것입니다. 따라서 그는 그것을 직면해야 합니다. 당신이 자신을 받아들일 때, 세상이 당신을 받아들일 것입니다. ……그것은 사람들이 영혼 법칙과 같은 것을 믿도록 하는 매우 특별한 경험이며, 전혀 다른 종류의 삶이 존재함을 깨닫게 해 주는 경험입니다. 물론 그러한 삶이 본질적으로 반드시 영혼일 필요는 없습니다.[47]

융의 설명은 그것을 도덕적이라고 부르든 또는 영적이라고 부르든, 알코올중독자가 회복하면서 발견하고 받아들이게 되는 기본적인 원칙의 경험과 잘 들어맞는 것이며, 이것은 관습적인 규칙보다 더 개인적이고 더 보편적이다.

유물론 대 의미

전문가 모델professional model의 문제는 도덕성의 해석이 아니다. 그보다는 외적 의미에 대립되는 내적 의미의 문제다. 의학 모델medical model과는 달리 일반적인 융학파의 관점은, 알코올중독을 순수하게 신체적인 문제로 접근하는 것은 너무 유물론적이어서 전체 인간을 설명하거나 치료하기가 어렵다고 본다. 융이 『분석심리학의 기본 원리Basic Postulates of Analytical Psychology』에서 말하였듯이, 당시 새로운 교의教義는 정신보다는 물질에 기초하고 있었다. 신체의 호르몬, 효소, 본능과 추동 등 몸은 정신의 창조자이며, 또한 정신을 결정하는 요인으로 간주되었다. 이는 이전에 믿어 왔던 심혼Soul에 의해 결정되

는 물질 즉, 신체라는 관점을 대체하였다.[48]

이런 유물론적 경향이 19세기에 와서야 시작된 것은 아니다. 고딕 시대에 전성기를 이루던 '수직적' 의식이 르네상스와 종교개혁의 '수평적' 의식에 굴복하면서, 유물론이 세계관Weltanschauung으로 자리 잡기 시작하였다. 자아ego가 모든 것의 중심이 된 것은 바로 그때였으며, 이후 신을 향한 정신적 열망보다는 외부 세계를 정복하여 해외에 식민지를 만들고 과학실험에 집중하는 등 그 영역을 확장하였다. 초세속성other-worldliness은 객관성matter of factness으로 바뀌었다.[49]

융에 의하면, 물질과 정신은 본래 서로 대극이면서 또한 실재實在로서 공존한다. 이들은 각각 고유한 기원이 있지만, 서로 조화함으로써 영적으로 눈뜨지 못한 자연인natural man과 영적인 사람spiritual man이 함께 살 수 있다는 것이다. 이론적으로 말하자면 물질과 정신은 마음psyche의 두 측면이며, 물리적 의식과 영적 의식을 낳는다.

르네상스 이전까지 기독교 교리가 물질을 부정하였다면, 불행하게도 지금은 정반대의 현상이 벌어지고 있다. 의학이 알코올중독 치료제를 찾아내고, 알코올중독자와 정상 음주자를 구별하는 효소를 분리할 수 있겠지만 많은 의문이 여전히 해결되지 않을 것이다. 술에 취하였을 때 표현되는 알코올의 정신은 무엇인가? '영혼의 어두운 밤 역주-16세기 스페인의 시인인 '십자가의 성 요한'의 작품 제목이자 기독교에서 신과의 합일을 위한 여행에서 경험하는 영적인 위기를 은유적으로 가리킬 때 사용된다'에서 회복된 알코올중독자가 경험하는 재생再生에서의 정신은 무엇인가? 그것은 생화학적인 반응을 포함하지만, 정신적인 요소를 고려하지 않을 수 없다. 왜냐하면 "오감五感의 증명에 의존하는 진리는 이성은 만족시킬 수 있을지라도 감정을 휘젓고, 또한 우리 삶에 의미를 줌으로써 감정을 표현하는 것에 관해서는 아무런 도움이 되지 않기"[50] 때문이다.

1장에서 검토한 심리학 및 정신분석적 이론에도 같은 비판을 할 수 있다. 그러나 그 이론들이 부모와 유아의 애착이 갖는 영향을 언급한 부분에 대해서는 융도 동의할 것이다. 그는 이미 1903년에 아동에게 가장 영향을 주는 것은 부모와 교사의 무의식적이고 개인적인 정서 상태라고 밝혔다. 27년 후 그는 아동의 미분화된 자아 상태는 신비적 참여participation mystique, 즉 부모와의 무의식적 동일시에서 나타난다고 다시 이야기하였다. 이것은 부모의 무의식에 영향을 주는 것이 아동의 무의식에도 영향을 주고, 부모의 태도와 삶이 부모의 말이나 교육적인 충고보다도 아동의 성격에 더 많은 영향을 준다는 뜻이다.[51]

이것은 전문가들의 연구 결과와도 일치한다. 알코올중독자의 자녀는 종종 알코올중독자가 되곤 한다. 그러나 절대금주자의 자녀도 알코올중독자가 될 수 있다. 전자는 가시적인 본보기의 영향을 받아서이고, 후자는 부모가 자각하지 못한 그림자, 그리고 그들이 살아보지 못한 삶, 즉 그들이 '경건한 거짓으로…… 기피한' 삶의 영향을 받았기 때문일 것이다.[52]

전문가들이 알코올중독자와 관련하여 유독 강조했던 유아기 특성의 경우, 융은 일찍이 모든 심리적인 문제에서 "불행한 것은 언제나 부모와의 애착이 너무도 강해서 아동이 유아기의 관계에 갇힌 채 머물게 되는 것이다."[53]라고 강조하였다. 초기 발달 과정에서의 부적절한 적응 방식 때문에 현실이 왜곡되는 '적응의 실패'가 신경증에 관한 융의 기본 이론이라고 할 수 있는데, 이 기본 이론이 선택되고 정교화되어 알코올중독을 설명하고 있다.

그러나 도덕주의, 의학 연구와 심리학적 통찰에도 불구하고 알코올중독자는 계속 증가하고 있고, 획기적인 치료법도 개발되지 않았다. 물론 이것이 목사, 의사, 심리학자, 친구, 가족의 노력이 무익하고 헛된 것이라는 뜻은 아니다. 그저 그것으론 충분하지 않다는 말이다. 왜냐하면 그것은 대개 언제나 환원적이어서 종합적이거나 목적론적인 것과는 대립되기 때문이다. 뒤돌아보는 것도 필요하지만 앞을 보는 것도 필요하다. 원인을 알면 치유할 수 있다고 한다면, 신경증과 중독이 지금까지 인류를 계속 성가시게 하지는 않았을 것이다. 인과론적 요소는 분명 타당한 것이지만 인간의 일부만을 설명할 뿐이다. 다른 일부는 의미meaning를 포함하는데, 이것은 마음이 아닌 머리를 사용하는 대학, 교회, 도서관에서는 이해할 수 없다. 알코올중독자는 신체적인 것 이상의 어떤 것에 대한 갈망이 있는데, 이것을 인과론적 설명으로 경감시키려는 것은 별로 도움이 되지 않는다.

분류 대 이해

이 절의 결론을 위해, 나는 제임스 힐만James Hillman의 『자살과 심혼Suicide and the Soul』 중에서 몇 가지 코멘트를 인용하고자 한다. 주제를 도출하면서 힐만은 모델의 문제를 제안하였는데, 그가 발견한 자살에 관해 이야기된 것과 내가 발견한 알코올중독에 관해 이야기된 것 사이에 놀라운 유사성이 있었다.

예컨대, 분류에 관한 일반적인 경향과 관련하여 그는 한 유명한 전문가의 다음과 같은 언급을 인용하였다.

> 자살에 관한 모든 철저한 과학적인 연구에서의 가장 주요한 과제는, 자살의 유형에 대한 분류학이나 분류의 발달이다.[54]

이것을 케셀과 월튼의 언급과 비교하여 보자.

> 정신과 의사는 특정 알코올중독자가 어떤 범주에 속하는지를 결정하기 위하여 조심스럽게 구별하는 과정을 수행해야 한다.[55]

현재 자살과 알코올의 두 영역을 지배하고 있는 것은 이러한 외적인 접근법인데, 여기서의 문제는 전체 인간을 단지 유형이나 사례로 바꾸어 놓았다는 점이다.

알코올중독과 자살을 이렇게 가차 없이 분류하고 진단하려는 요구는 왜 존재하는 것일까? 이 의문에 납득할 만한 단서를 사회에서의 자살에 관한 힐만의 언급에서 찾을 수 있다.

> 법은 범죄라고 했고, 종교는 죄라 했고, 사회는 외면했다. 자살을 마치 주요한 반사회적 이탈인 것처럼 쉬쉬하며 처리하거나, 정신병이라며 용서하는 관습은 오래되었다.[56]

이것은 시글러Siegler와 오스몬드Osmand의 『알코올중독의 모델Models of Alcoholism』의 서문과 매우 비슷한 내용이다. 이 논문에서 그들은 알코올중독을 '토론되는 병'이라고 부르면서, 그것이 알코올중독을 정복하거나 피하려고 시도하는 이 상반되는 태도의 그런 종합을 촉발시킨다고 하였다.

더구나 자살에 대한 오늘날의 모델에 관해 힐만이 이야기한 것은 알코올중독과 관련된 모델의 경우에도 똑같이 해당된다. 즉, 그러한 모델은 모두 기본적으로 부적합하다. 왜냐하면 거기에는 정신이 배제되어 있어서 의학 체제, 법조계, 교회나 사회 등에서 정의한 것처럼 집단적으로 묵인되는 기준으로만 정의하고 말하도록 되어 있기 때문이다. 이 모든 것은 본질적으로 합리적인 가치를 따르므로 인과적인 요인 외의 다른 관점이 개입할 여지가 없다. 그것으로 우리는 반응 패턴을 발견하고 기전을 밝힐 수는 있지만 영혼을 상실한다.[57]

영적인 의미, 특히 자살하거나 인사불성이 되도록 술을 마시는 등의 사회적으로 받아들이기 어려운 행동이 갖는 의미는, 합리적이고 환원적인 분류와 원인에서는 발견할 수 없다. 사실 알코올중독이 일종의 장기적인 자살이라면, 이들에 대한 집단적인 태도가 비슷한 것은 놀랄 일이 아니다. 특히 우리의 서구 사회에서는 거의 모든 사람이 죽음을 두려워하고, 의식적이고 책임감 있는 자아가 정의하고 결정함에 따라 비합리적인 모든 증후를 가지고 삶을 위협한다. 자살과 마찬가지로 술에 취한 상태도 우리를 성가시게 하는 포악한 자아에서 자유를 제공한다. 그것은 일종의 망각, 즉 협소한 우리의 자기의식의 구속에서 벗어나는 방법이 된다. 그리고 자살과 마찬가지로 알코올중독은 관습적이고 집단적으로 이해하면 삶의 거부를 의미한다. 그러나 만약에 이것을 자아의 의식적이고 합리적인 방식의 기준을 통해서 이해할 수 없다면 알코올중독을 어떻게 이해하고, 개인의 삶에 대한 경험에 관해 무엇을 이야기하고 있는지 어떻게 알 수 있는 것일까?

힐만에 의하면, 이해는 단지 이론적인 준거에 기초하는 것뿐만 아니라 '동정, 정통한 지식, 참여 위에 근거한다.'[58] 나는 이러한 전문성과 참여를 알코올중독자와의 두 가지 맥락에서 경험하였다. 그것은 수년간 이따금 참석했던 단주모임과 회복이 되었거나 또는 진행 중인 알코올중독 여성을 분석하는 상황에서였다. 다음 장에서 나는 이 두 가지 맥락에서 얻은 자료를 설명할 것이다. 단주모임은 기본 틀, 즉 병과 치유 모두를 관찰할 수 있는 닫힌 공간이다. 그러나 단주모임에서는 과도한 음주의 의미를 설명하거나 이해하려 하지 않으며, 또한 남성과 여성 알코올중독자의 차이를 이해하려고 하지 않는다. 이것은 단주모임의 목적이 아니다. 단주모임의 본질적인 목적은 우리가 술을 마시지 않게 하고, 다른 알코올중독자도 술을 마시지 않도록 돕는 것이다. 그러므로 단주모임은 원자료prima materia에 적극적인 작업이 이루어지는 연금술의 실험실laboratorium이라고 할 수 있다. 그러나 연금술에는 작업의 두 번째 보완적인 측면인 도서관oratorium이 있다. 이곳에서는 실험실에서 발견한 것들로부터 이론이 발달한다.

내가 여기서 할 일은 단주모임을 실험실로 보고, 그곳에서 이루어지는 행동을 좀 더 이해하기 쉽게 이론을 경험적으로 발달시키는 것이다. 요컨대, 나는 연금술의 실험실에서 도서관으로 이사할 것이다. 내가 주로 사용할 도구는 융의 분석심리학이다. 어느 정도는 인과론적 요소에 대한 연구가 포함되며, 또한 융의 부모 콤플렉스 parental complex에 대한 생각도 반영하였다. 그러나 알코올중독에 관한 많은 연구에서 주로 강조된 것은 이러한 환원적인 측면이었으므로 이번에는 지금까지 덜 탐색되어 온 측면, 특히 융의 원형 패턴 archetypal pattern에 초점을 맞추고자 하였다. 여기에는 이미 언급한 디오니소스와 아폴로를 포함할 것이다. 그리고 아스클레피오스Asklepios로 인격화된 상처받은 치유자 모티브는 언뜻 단순한 방법의 단주모임에 특정한 차원을 제공한다. 역시 그리스 신화에서 가져온 여성 원형 패턴에 대한 탐구는 여성 알코올중독자가 여성 자신의 신화와 의미 내에 자리 잡는 것을 돕는다.

제임스 힐만은 인간 이해의 원형을 연구할 목적으로 쓴 다음과 같은 글에 그것을 잘 표현하였다.

> 심리학의 이해가 깊어질수록, 즉 신화적인 '이야기'의 원형적인 언어에 의해 표현된 보편적인 내적 의미로 갈수록, 한편으로는 더 많이 과학적으로 정확해지고 다른 한편으로는 더 심혼적이 된다.[59]

3

알코올중독의 원형적 패턴

디오니소스적인 것과 아폴로적인 것

디오니소스Dionysos와 아폴로Apollo는 어떤 유형의 신이었는가? 디오니소스적인 것Dionysian과 아폴로적인 것Apollonian이란 무엇을 의미 하는가? 이 둘이 서로 대조적이고 상충하는 관점으로 흔히 언급되는 이유는 무엇인가?

아폴로

아폴로Apollo는 올림포스 산의 신들 가운데 세 번째로, 그의 아버지인 제우스Zeus, 이복누이인 아테나Athena의 다음이다. 그는 제우스와 레토Leto 사이에서 태어났다. 레토는 원초 세계의 부모인 우라노스Ouranos와 가이아Gaia의 손녀딸로 여신이다. 아폴로의 탁월함과 영광은 델로스 섬에서 그가 태어날 때부터 입증되었다. 그 펠로스 섬은 레토가 제우스의 공식적인 부인인 헤라Hera의 질투에서 멀리 벗어나 아들을 낳으러 간 곳이다. 아폴로가 태어날 때, 델로스 섬을 이루는 하찮은 돌 위의 대지와 그 위를 흐르던 강, 심지어 나무들도 황금빛으로 변하였다고 한다. 백조들이 노래하며 대칭의 원을 이루면서 위

로 날아오르고, 향기가 하늘을 채웠으며 헤라마저도 제우스의 명령에 따라 분노를 풀었다고 한다.[60]

젊은 아폴로 시대의 도래로 자연계를 관장하고, 풍요롭게 하며, 질서를 부여하는 빛과 조화가 주어졌다. 아폴로에게는 어머니의 젖을 물리지 않고 신주神酒와 불로불사의 음식이 주어졌는데, 그가 제우스의 아들이었기 때문이며 그로 인해 신들 사이에서도 위대한 신으로 여겨졌다. 이 불로불사의 신성한 음식을 먹었기 때문에 그는 '죽어야 할 운명에서 벗어날 수 있었다.' 유아 시절, 그는 이미 암컷 용龍 델피네Delphyne '자궁' 이라는 그리스어에서 이름이 유래한를 죽이고 그 굴을 자신의 신탁소로 만들었다. 심리학적으로 이러한 승리가 의미하는 것은 태양적 의식solar consciousness이 미분화된 게걸스러운 여성성에 대한 승리다.

그러나 아폴로는 여동생인 아르테미스Artemis를 보내 자신의 연인이자 부정을 저지른 인간인 코로니스Koronis를 죽이고, 전염병인 페스트를 퍼뜨려 그녀의 나라를 황폐하게 만들기도 하였다. 아폴로는 자신이 원하는 여인이 있으면, 그녀의 욕망을 무시하고 쫓아다녔고 유괴하였다.

아폴로는 다른 무엇보다도 올림포스 산의 가부장적 지배자인 아버지 제우스의 첫 번째 대변인이자 대리인이었다. 아폴로는 태어날 때 스스로 다음과 같이 천명하였다.

> 나의 신탁에서, 나는 남자들에게 제우스의 냉혹한 의지를 드러내야 한다.

멀고 높은 올림포스 산으로부터의 가부장적 질서를 대변하는 신으로서, 그는 거역을 용서하지 않았으며, '인간과 신을 지배하는 위대한 군주였다.' 그가 나타나면 모든 신이 일어섰고, 만약 그가 화살에 다치면 자신의 수금lyre으로 고통을 달랬다. 그래서 아폴로는 '뮤즈 신들의 지도자' 이면서 '자연에 조화를 부여하는 이'[61]로 불렸다.

이처럼 아폴로는 독립된 자아의 태양적 의식, 문명화시키고 조절하는 영향력, 이상적인 형식, 높은 목표, 자연과 예술의 조화, 독립적이고 냉담하며 객관적인 관점을 표상하게 되었다. 아폴로는 의식의 발달이란 관점에서 보면 긍정적인 것이며, 본능의 비합리성과 원시적인 여성성의 숨 막히는 힘으로부터의 자유를 의미하였다. 그럼에도 불구하고 그는 성장을 위해서는 밤과 습기가 필요한 새로운 생명과 상상의 감동을 마비시키고 말라 죽일 수 있는 일방적인 남성적 가치 때문에 파괴적이다.

디오니소스

아폴로와는 반대로 이복형제인 디오니소스는 다른 세계에서 태어났다. 그는 죽을 수밖에 없는 운명을 가진 인간이 도달할 수 없는, 저 높은 올림포스에서 태어난 '순수한' 신이 아니다. 그는 인간인 어머니 세멜레Semele가 임신하였지만 그녀가 연인인 제우스의 압도적인 신성의 불길에 타 버린 후, 아버지인 제우스의 허벅지에서 태어났다. 디오니소스는 하늘heaven과 땅earth 양쪽 모두를 취한다. 많은 자료에 의하면 디오니소스는 '국외자', 즉 아시아, 트라키아

Thrace, 프리기아Phrygia 등을 거쳐 그리스에 온 이방인이었다. 월터 오토Walter Otto는 이러한 견해에 동의하지 않는데, 디오니소스는 그가 외국에서 그리스로 들어왔다는 이야기가 있기 오래 전부터 이미 존재했었다고 보았다. 디오니소스는 생애에서 오직 늦게 기원전 5세기경 올림포스에 이르렀으나 상징적으로는 이방인이었고, 공식적이고, 조직화된 올림포스 종교의 기준으로 볼 때 언제나 대립되는 이방인으로 남아 있었다.[62]

반은 인간이고, 반은 신인, 양 진영의 공동 산물인 디오니소스는 그러한 태생적 이유로 자기 안에 이중성을 모두 가지고 있었다. 아폴로와는 달리 디오니소스는 태어날 때 신의 음식이 주어지지 않았으며, 야생의 숲에서 유모가 양육하였다. 어떤 이야기에 의하면, 그의 유모는 전설적인 아마존 여전사의 최고 신이었던 아나톨리안의 위대한 여신에게 주어진 이름인, 히프타Hipta였다고도 한다. 이와 같이 그의 이복형제인 아폴로가 가부장적 질서를 표상하였던 것과는 달리, 디오니소스는 태어날 때부터 여신들이 돌보고 젖을 주었으며, 방랑할 때도, 그리고 심지어 죽을 때도 여성과 함께였다. 또한 부활하기 위해 죽어야만 하는 영원히 반복되는 재생再生을 알리는 여성에 의해 다시 깨어나 춤을 추었다. 삶과 죽음은 모두 지상과 지하를 지배하는 디오니소스의 영역에 속한다. 그리고 헤라신의 티탄족, 즉 디오니소스의 양성兩性적 모호함을 경멸하고 두려워하는 남성적 영웅에게 살해당하는 순교자이자 희생양인 순진무구한 어린아이의 형태로 자신의 원형적 운명을 받아들여야 한다.

디오니소스는 여성의 신일뿐만 아니라 그 자신이 '여성적 존재'로

불렸으며, 양성적으로 알려진 그의 성性도 전반적인 이중성을 보였다. 디오니소스에 대한 많은 이야기 속에서, 그의 이름, 특성, 모습은 놀라울 정도로 다양하다. 아폴로가 올림포스의 제우스를 표상하고 지혜, 분별, 힘의 원천이며, 객관적인 의식으로 거리를 두고 이야기하는 것과는 달리, 디오니소스는 대지의 삶과 죽음의 모든 모순되는 힘과 형식의 화신이다. 그는 해방의 신, 안이한 사람, 죽음의 즐거움, 많은 환희의 신, 은인, 야수 같고 거친 자, 날고기를 먹는 자, 베푸는 사람, 무자비한 자, 야만적인 파괴자 등으로 불린다.[63]

황홀의 신, 환희의 신, 광기와 슬픔의 신, 과격과 역설의 신 등 디오니소스처럼 높이 칭송되면서 매우 비난받기도 한 신은 존재하지 않는다. 오토Otto는 이에 대해 다음과 같이 시적으로 표현하였다.

> 이 세상의 모든 힘이 디오니소스에서 하나가 되었다. 낳고, 기르고, 중독 그리고 환희-활력을 주는 지칠 줄 모르는 것, 그리고 찢어지는 고통, 시체의 창백함, 계속되는 침묵의 밤…….[64]

올림포스의 세 번째 신인 아폴로의 문명화하고 통제하고 조화하는 힘과는 반대로, 디오니소스는 나타나는 것만으로도 "인간에게서 모든 그의 전통, 인간을 문명화시켰던 모든 것을 빼앗아 버리고 그들이 최고의 생명력으로 불타오르는 바로 그 순간, 죽음으로 중독된 삶 속에 그들을 던져 버린다."[65]

디오니소스적인 것과 아폴로적인 것의 대극

앞에서 우리는 이미 디오니소스적인 것과 아폴로적인 것의 차이를 짧게 서술하였다. 예를 들면, 우리는 아폴로를 통해 오늘날 남성과 여성 사이의 평등을 위한 투쟁이나 사회적 역할과 성적 역할에 대해 새롭게 정의하려는 노력을 볼 수 있다. 역설적인 것은 여성이 자신의 종속적인 지위를 변화시키려고 할 때, 과거의 전통적인 모델인 부인—헤라Hera—, 가정부—헤스티아Hestia—, 어머니—데메테르Demeter—의 원형을 따르던 과정에서 간과하였던 것 가운데에서 새로운 원형적·여성적 모델을 찾기보다는, 아폴로적인 것의 기준인 기술적·지적 우수성에 따라서 스스로를 정의하면서 단지 남성의 권력을 빼앗는 것으로 끝내 버린다는 것이다.

전통적으로 여성에게 부여되어 온 삶의 방식에 충실하게 살기로 선택한 여성조차 우리가 보았듯이 '아버지의 권리'와 남성적 가치를 대변해 온 아폴로의 만연한 목소리에 의해서 자신의 영역을 더욱더 침범당한다. 이는 아폴로가 변장한 모습—언론, 라디오와 텔레비전을 통해서 이루어진다.

두 번째로, 중독의 단계를 54개로 나누고 사람들이 술을 마시는 이유와 알코올중독자의 보편적인 성격 특성을 기술할 때도 아폴로적인 것의 준거가 우세하다. 질서정연함과 일반적 원칙은 아폴로적인 것인데, 그러한 것은 지식인의 구조와 명료함에 대한 욕구를 만족시킨다.

마지막으로, 앞에 제시된 모델에서 알코올중독자에 대한 보편적

판단과 여성 알코올중독자에 대한 특수한 판단에서도 아폴로를 볼 수 있다. 또한 기준에 '맞는' 사람과 그렇지 않은 사람을 구분하여 진단하려는 노력에서, 그들을 포함하는 형식을 찾으려는 노력에서, 관찰하기 위해 객관성을 유지하려는 노력에서 아폴로를 볼 수 있다. 이 모든 것이 아폴로적인 것을 나타낸다. 왠지 여성 알코올중독자가 보다 더 병이 깊은 것으로 간주되는 까닭은, 여성의 지위가 남성의 지위에 종속되어 정의되고, 여성의 비합리성이 정신이상으로 해석되는 '아버지의 권리'가 강조되는 곳, 즉 높은 올림포스 산에서 내려지는 평결verdict 때문이다.

객관성과 질서와 명료함은 그 자체로는 나쁘지 않다. 그것이 어떤 문제든, 분명히 어떤 종류의 논리화나 특정한 관점을 가질 필요가 있다. 이때 부작용이 발생하는 유일한 경우란 아폴로적인 것이 그 자체로 유일하게 옳고, 진리에 대한 독점을 주장하는 때 일어난다. 이것은 오늘날 우리의 과도하게 주지화된, 이기주의적 사회와 관련이 있다.

그러나 아폴로는 '자신의 영역의 범위를 보완해야 할 내적인 필요성 때문에'[66] 자신보다 다른 사람을 존경하도록 가르쳤다. 그는 이들에 속한 다른 원형적 실체들의 권리를 인정할 줄 알았다. 특히 디오니소스를 자신의 대극이지만 또한 보완하는 형제로 인정하였다. 하나는 천상을, 다른 하나는 지상을 대표하는 두 신이 서로 협력하고 공존하였다는 사실은, 자신의 사원과 신탁으로 아폴로가 가장 신비롭고 강력할 수 있었던 델피의 고고학적 발견에서 확인된다. 바로 이 성스러운 장소에 숲과 자연의 신인 디오니소스의 숲도 존재했던 것으로 보인다.

숲과 사원, 자연과 문명이 나란히 존재하는 것은 둘 사이의 밀접성을 보여 준다. 더구나 아폴로는 델피의 축제를 디오니소스와 공유하고, 그래서 그의 사원의 박공벽의 한쪽에는 아폴로와 뮤즈신이, 다른 쪽 면에는 디오니소스와 여성 추종자인 티리아드Thyriad[67]가 그려져 있다.

이러한 공존은 현대 사회에서도 완전히 사라지지 않았다. 아폴로적인 관점이 외견상으로는 우세하고, 심지어 많은 맥락에서 남용되고 있지만, 조금만 초점을 바꾸어 보면 가까이에 디오니소스가 있음을 알 수 있다. 예컨대, 성역할에 관한 오늘날의 집단적 혼란 속에서 디오니소스를 찾을 수 있다. 아폴로적인 의식이 성이 의미하는 것과 그것의 기원을 정확하게 발견하고 정의하려고 노력하면 할수록 혼란이 가중된다. 우리가 전통적인 성역할을 취하든, 성적 평등을 지지하든, 동성애나 또는 양성애를 지지하든, 호르몬의 중요성을 지지하든 또는 환경의 중요성을 지지하든 디오니소스가 그와 반대되는 증거를 가지고 다시 나타날 것이다. 이것은 삶에 내재된 역설, 즉 아무리 혁신적이라고 해도 한쪽만을 강조하는 관점은 모든 것을 설명해 주거나 충족시킬 수 없다는 것이다.

알코올중독에 대한 모델, 관점 그리고 태도가 매우 다양하다는 것에서도 디오니소스를 볼 수 있다. 아폴로가 문제를 해결할 수 있는 하나의 구조와 하나의 조화로운 완전함을 추구한다면, 디오니소스는 분열하고 분해하는 영향력을 가지고 나타난다. 조절하고 조화하려는 시도는 바벨탑이 되어 서로 다른 학파를 생성시켜 경쟁하게 했다. 하나의 객관적인 언어로 과학을 설명하려는 오만함은 모든 그 상대성을 드러낸다. 알코올중독을 멀리, 그리고 위로부터의 디오니소스의 발현으로 설명하려는 노력을 할 때도 그 기술자들은 스스로 디오니소스의 비합리적 다양성에 갇힌다.

그러나 알코올중독의 연구에서, 냉정하고 초연한 입장을 유지하려는 사람들에게 디오니소스가 혼란스러운 정서적 효과를 일으킴에도 불구하고, 전문가나 비전문가 대부분은 아폴로적 관점으로 설명하고 있다. 디오니소스는 주로 문제나 질병, 즉 '미친, 약한, 열등한, 병든' 것으로 나타난다. 그리스의 영웅이 디오니소스에게 주었던 이러한 모욕적 별명은 알코올중독자, 특히 여성을 지칭하는 데 함축되어 있다. 아마도 우리 문화 대부분의 영역에서 보다 더, 알코올중독에서 그 원형은 서로 싸우고, 보완적 관계에서 통합되기보다는 오히려 화해할 수 없는 대립—절주 대 중독—으로 고정된다.

우리는 이것을 알코올중독의 모델과 공식이 묘사된 방식뿐만 아니라, 사용된 언어의 실제 내용에서도 볼 수 있다. 그래서 긴장을 풀기 위해서, 책임과 대인관계가 주는 괴로움을 감소시키기 위해서, 피로와 지루함을 없애 주기 위해서와 같은 음주 이유는 모두 올림포스의 편협한 기준에서의 탈출을 의미한다. 사람들은 디오니소스를 안이한 사람, 도취하기 쉬운 사람, 길들여지지 않은 사람이라고 설명한다. 이것은 그의 아버지인 제우스가 자신의 정부이자 디오니소스의 어머니인 세멜레에게, "당신은 신과 사람들에게 강렬한 기쁨을 주면서, 죽음이 주는 고통을 망각하게 하는 나의 아들을 임신하였으므로 축복을 받았다"[68]라고 한 것에서 알 수 있다.

디오니소스는 전통적인 질서를 높이 평가하는 보안과 안전의 관점에서 볼 때 짜증스러운 결말을 가져올 수 있다. 그 대신 그는 생명을 넘치게 한다. 신화에 의하면 그가 어디에 있건 암석이 폭발하고, 물이 밀려나오고, 감옥에서 쇠사슬이 끊어지고, 장벽이 열리고, 영감이 일상적인 것을 대신한다. 갇힌 모든 것이 해방되며, '땅에는 우유, 포도주, 꿀물이 흐른다.' 가장 위대한 기적 중 하나는, 파르나소스 산Parnassus에서 여성이 성스러운 아이인 디오니소스를 깨우기 위해 춤을 추었고, 그가 깨어나자 포도나무가 하루만에 꽃이 피고 포도가 익었다는 것이다.

그러나 디오니소스의 기적은 신에게 속한 것이지 인간에게 속한 것이 아니었다. 따라서 우리가 그와 동일시하여 술을 마시고 하루만에 또는 한 시간 만에 모든 구속을 풀어 버리려고 한다면, 디오니소스는 자신의 어두운 면을 드러낼 것이다. 그러면 그는 광기와 파괴의 신이 되는데, 그중 하나가 바로 알코올중독이다. 개별 알코올중독자, 특히 여성 알코올중독자의 삶에 대해 이것이 어떻게 나타나고, 무엇을 표현하는 것인지가 다음 두 절의 주제다.

여성 음주자

'여성을 위한 단주모임'이란 브로슈어의 첫 페이지를 보면, 여성 알코올중독자의 음주 생활을 매우 정확하게 묘사하는 질문의 목록을 볼 수 있다. 다음과 같은 내용들이다.

- 당신이 술을 얼마나 많이 사는지 다른 사람들이 알 수 없도록 여러 곳에서 술을 사는가?
- 당신은 빈 병을 감추었다가 은밀하게 치우는가?
- 집안일을 열심히 하고 나면 약간의 음주로 스스로 '보상'해 주겠다는 계획을 갖는가?
- 술을 마시는 당신의 행동에 대한 양심의 가책으로 자녀에게 자주 관대했는가?
- 일정 기간 전혀 기억이 없는, 필름이 끊기는 경험을 한 적이 있는가?
- 파티 다음 날, 그 집으로 전화하여 누군가를 상처받게 하거나, 웃음거리가 되는 일을 하지는 않았는지 물어본 적이 있는가?
- 술이 있는 파티에 참석하기 전에 미리 술을 한두 잔 마신 적이

있는가?

- 술을 마시면 좀 더 재치 있고 매력 있는 여성이 된 듯한가?
- 친척집에 방문할 때와 같이, 술을 마실 기회가 전혀 없을 것 같은 날이 계속되면 두려움을 느끼는가?
- 점심이나 저녁식사 때 친구를 초대하는 등 술을 마시기 위한 교제를 만드는 편인가?
- 누군가가 옆에 있을 때는 여성 알코올중독자에 관한 신문기사나 텔레비전을 보지 않지만 혼자 있을 때는 읽기도 하고 보기도 하는가?
- 핸드백에 술을 숨긴 적이 있는가?
- 술을 마시는 것에 대해 누군가 이야기하면 방어적이 되는가?
- 압박감을 느꼈다든가 언쟁을 한 뒤에 술을 마시는가?
- 술을 마시고도 완벽하게 자신을 조절할 수 있다는 자신감에 운전을 하는가?

이 질문들은 처음부터 여성 음주자를 위해 만들어졌고, 확실히 그녀들을 묘사하고 있다. 남성 알코올중독자가 자신의 부인, 일, 그리고 성인으로서의 책임에 대하여 비정상적인 병리적 행동으로, 정신적으로 진행되는 것을 묘사한 공식적 교재에서 언급한 증상과 단계의 목록과는 달리, 이 질문의 목록은 '내부적 관점'이다. 음주자가 어떻게 보이는지에 관해서는 관심이 없고, 오로지 여성 음주자가 무엇을 느끼고 무엇을 하는지에 관해서만 질문을 하고 있다. 이것은 여성이 술병과 갖는 관계를 묘사한다. 예컨대, 교외의 부유한 음주자의 경우에는 더러운 빈민가 또는 바의 여성들은 매우 다른 모습look이지만, 술에 대한 태도attitude는 동일하다는 점에서 매우 중요한 것이다.

질문에 내포된 이러한 태도는 술병에 대한 헌신Devotion to the bottle, 즉 디오니소스에 대한 헌신을 의미한다. 이 질문 대부분에 '그렇다'고 대답한 여성은 무엇보다 술에 부지런한busy 사람이다. 그녀는 술을 구입하고, 술을 감추고, 술을 마시는 것에 이유를 찾고, 술을 마시고 난 뒤 변명을 하기에 바쁘다. 그녀는 흥분하여 이성을 잃은 여성인 미내드maenad, 즉 디오니소스를 추종하는 여성 중 한 사람으로, 그의 여신이자 보호자이며, 숭배하는 사람처럼 행동하고 있다. 그녀는 디오니소스가 태어날 때부터 돌보았으며, 들판으로 그를 쫓아가 지하세계로 사라져 버렸을 때 잠—죽음에서 그를 깨웠다. 그녀는 디오니소스를 숭배하는 제례의식과 황홀경의 춤을 구성하고 수행하는 임무를 맡았으며, 그래서 디오니소스의 열정이 그녀들 자신의 것이 되었다. 더불어 디오니소스와 함께 그녀는 자신을 초월하게 되었다. 박카스의 여사제Bacchant와 미내드maenad, 그리고 위대한 완화자Great loosener로서 디오니소스를 따르는 이는 그의 자유롭게 만드는 힘에 참여할 수 있다.[69]

매력과 신체적 가능성 모두에서 보다 강력해진 듯한 '대단한more than' 존재의 이 느낌을 우리는 "술을 마시면 좀 더 재치 있고 매력있는 여성이 된 듯한가?" 혹은 "술을 마시고도 완벽하게 자신을 조절할 수 있다는 자신감에 운전을 하는가?"라는 질문에서 찾을 수 있다. '헌신devotion'은 술을 사러 다니고 술을 마시는 것을 변호하는 질문에서 나타난다. 마지막으로 이들 질문은 모두 사회적으로 용인되는 기준과 일치하지 않는 행동 방식을 보여 준다. 디오니소스에 대한 헌신은, 그와 대립된 지나치게 엄격한 아폴로적인 사회적 관습에 대한 반항을 함축하고 있다. 디오니소스를 위하여 시간과 동기를 발견하기 위해서는 감추기, 계획하기, 그리고 창의적인 발명은 모두 아폴로의 세계와는 동떨어져 있다. 이 세상에서 여성은 파티에서는 숙녀이고, 그녀의 아이에게는 헌신적이면서 주의 깊은 어머니이고, 가정일에 모든 것이 자신의 일인 책임감 있고 능력 있는 부인이어야 한다. 그녀는 헤스티아와 헤라여야 한다. 그러나 절대로 미내드가 되어서는 안 된다.

심리학적으로, 여성의 과도한 음주는 무엇보다도 일종의 반페르소나antipersona의 행동 방식이라고 이야기할 수 있다. 융이 말했듯이 만약 페르소나가 '적응을 위해 존재하는 기능적 콤플렉스',[70] 즉 외부 대상과의 관계와 관련된 외적 태도라면, 이것은 집단적인 삶을 위해 필요한 일종의 가면mask이지 개성individuality과 동의어는 결코 아니다. 에스터 하딩Esther Harding은 이 마지막 관점을 강조하기 위해서 훨씬 깊이 나아갔는데, 그녀의 묘사는 특히 여성에게 타당했다. 그녀에 의하면 페르소나는 사회화와 훈련의 결과물로서, "그것의 목적은 아이에게 사회에 적응하는 법을 가르치려는 것이다. 다시 말해 허용되는 것은 무엇이고 허용되지 않는 것은 무엇이며, 어떻게 하면 사랑과 인정을 받고, 어떻게 하면 미움과 처벌을 받는지를 가르치려는 것이다."[71] 자아가 사회적으로 허용되지 않는 것으로 지각을 하면 무엇이든 무의식에 억압될 것이며, 때문에 보조 자아alter ego나 내부

의 다른 인격인 그림자shadow의 일부가 될 것이다.[72]

페르소나와 그림자는 콤플렉스다. 우리가 '페르소나-동일시persona identification'라고 할 때, 그것은 그가 지나치게 사회적 역할이나 이미지를 따라 살고, 아마도 사회적으로 덜 적응적이라 하더라도 보다 더 개인적인 자기 본성에 따라 사는 것은 거의 없는 사람을 말한다. 개인마다 이 콤플렉스complex는 조금씩 다른데, 사회적 규준뿐만 아니라 가족의 가치관이나 개인의 타고난 성향과 소질에 영향을 받아 형성된다.

또 집단적 페르소나collective persona와 집단적 그림자collective shadow도 존재한다. 서양 문화에서의 집단적 여성성 페르소나collective feminine persona는 헤라Hera, 헤스티아Hestia, 데메테르Demeter로 의인화된 원형 패턴과 크게 일치한다. 실용적인 용어에서 이들은 특별한 오리엔테이션, 즉 어린이—데메테르—, 부엌—헤스티아—, 교회—헤라배우자, 공식적인 영적 가치가 제도화된 가부장적 교회의 여주인—에 대응한다. 이러한 원형적 패턴은 제우스가 통치하고, 아폴로가 아버지의 뜻을 펼치는 곳인 올림포스 관점에서의 여성상을 반영한다. 지나친 음주를 하는 여성은 여성이 반드시 그래야만 하는 정형성을 가리키는 페르소나 가면을 파괴하고 있는 것이다. 그는 아폴로의 대극인 디오니소스의 세계, 즉 올림포스의 문명과 명료함을 대체하는 지상의 본능과 비합리적인 지하의 영역에 들어선 것이다.

여성 알코올중독자란 아마도 현대적 현상일 것이다. 왜냐하면 이전 시대의 여성들은 이 '남성의 병'에 훨씬 덜 걸렸기 때문이다. 그러나 그녀들은 디오니소스의 부름에 걸려드는 최초의 사람들이 아니었다. 반대로 그들은 디오니소스의 전설 속에서 자매들과 모델이 있었다. 일반적으로 미분화된 모습인 미내드maenad, 티리아드thyriad, 그리고 이 신을 둘러싸고 있었던 다른 여성 집단만 있었던 것은 아니다. 그녀들에게는 프로테우스와 미노스 왕국의 딸들이었던 선조가 있었는데, 그 딸들은 헤라의 페르소나에 충실하여 디오니소스에 저항하다가 결국 미쳐 버린 것이다. 천상의 여왕인 헤라는 다른 신보다 디오니소스와 그 여성 추종자의 거친 행동을 혐오하였다. 왜냐하면 그들이 헤라가 관장하던 결혼의 의무와 가정 내 관습으로 잘 확립된 결합을 우롱하였기 때문이다.[73]

올림포스가 여성의 지위를 규정했고, 그러한 규정으로 주어진 역할을 따르지 않고 떠나는 여성상은 그러므로 원형적이라 할 수 있다. 이러한 상은 특히 오늘날 적절한데, 왜냐하면 여성적 존재와 행동은 올림포스의 여섯 명의 여신 중 단지 세 명의 여신으로 축소되어 왔기 때문이다. 더구나 19세기 이후 여성의 역할은 공업기술에 의해 매우 엄격하게 제한되고 과소평가되어 왔지만, 훗날 그 공업기술은 남성뿐만 아니라 여성까지 천하고 수치스러운 과제from menial and humiliating tasks에서 해방시켰다. 따라서 여성 알코올중독자를 이해하기 위해서는 디오니소스의 원래의 신화를 참조하면서 시작할 수 있다. 오토Otto는 다음과 같이 이야기하였다.

> 디오니소스의 분노가 어떻게 여성들을, 그들의 평화로운 가정과 단조롭고 질서 있는 일상생활에서 탈출하여 광야에서 춤추도록 만들고, 그곳에서 디오니소스를 찾고 밤이 되면 그의 추종자가 되어 춤을

> 추며 분노를 날려 버리는지를 계속 이야기하였다. ……여기에서 다시 헤라의 영역이자 결혼의 의무이며, 아테나의 수공의 세계인 가정생활에서 벗어나 머리를 풀어헤치고 달려가 디오니소스와 더불어 춤을 추는 여인의 상을 발견하게 된다.[74]

신화에서는 그림처럼 아름답고 심지어 낭만적인데, 이들 여성은 머리를 휘날리며 사지를 늘어뜨렸다. 실제로 술의 디오니소스적인 측면에 사로잡힌 여성은 술에 취한 특정 순간에는 자유로움과 황홀경에 빠져 자신의 일상적 역할의 관습적인 결말이 깨지게 내버려 둔다. 그러나 중독은 그저 황홀경만은 아니며, 신에의 빙의는 최악의 경험 중 하나일 수 있다.

다음 두 여성의 이야기는 그러한 빙의를 설명하고 있다. 또한 이 이야기는 알코올중독에 빠질 때 아폴론적 가치의 영향이 지나치게 일방적이고 그 대극을 자극하지만, 균형이 잘 잡힐 때는 치유적인 과정을 가져올 수도 있다는 것을 보여 준다.

두 여성의 이야기

마지막 장에서는 내가 면담하였고 개인적으로 아는 여성 알코올중독자를 상세하게 살펴볼 것이다. 그에 앞서 이번 장의 사례는 어떤 다른 사회적 · 신경증적, 심지어 정신증적 '해법'보다는 갈등에 대한 해결책으로서 알코올중독을 '선택하는', 여성의 유형에 대한 일반적인 관점을 서술할 것이다.

다음 두 사례는 요약을 하기는 했지만 말한 그대로 기술되어 있는데, '여성을 위한 단주모임'이란 브로슈어에서 발췌하였다. 나는 이 여성들을 개인적으로 알지 못한다. 그녀들이 직접 이야기한 것은 거의 극단적으로 알코올중독, 경과 및 치유와 관련된 것인데, 그 외에 그녀들의 삶의 어떤 것도 나는 알지 못한다. 따라서 순전히 개인적이고 심리학적인 요소보다는 집합적이고 원형적 패턴의 상호작용을 농축적으로 설명하는 데 기여할 것이다. 각 사례를 설명하고 난 후 나의 논평은 아폴로적-디오니소스적 긴장에 초점을 맞추어서, 그것이 어떻게 표현되고 해결되었는지를 지적할 것이다.

주 부

나의 어머니는 내가 열두 살 때 돌아가셨다. 엄마가 살아계셨더라면 내 인생이 달라졌을 것이라고 생각하고는 했다. 그러나 나는 이제 알코올중독이란 병에 대해 이전보다 더 많이 알게 되었다. 그리고 이미 그때 나의 문제가 나의 일부가 되었다고 생각한다. 나는 열등감으로 가득 차 있었고 매우 내성적이었다. 우리 아버지는 나와 내 여동생 둘을 기르는 데 최선을 다하셨다. 그러나 당연히 아버지는 소녀들에 대해 많이 알지 못하셨다. 아버지는 내가 대학에 진학할 때까지 가족을 지켜왔다.

아버지가 나를 대학교에 남겨 두고 떠나시려고 할 때 나는 엄청난 두려움에 사로잡혔다. 그때 울면서 아버지에게 간청했다. 나를 여기에 두지 말고 집에 데려가 달라고……. 나는 이곳의 모든 사람과 잘 지내며 적응할 수 없다는 것을 알고 있었다. 나는 그 시작부터 적응하지 못하는 사람이 되었고, 분명 그렇다고 느꼈다. 그래서 나의 대학 시절은 많은 사람이 회상하는 것처럼 그렇게 즐거운 시간이 아니었다. 오히려 상처받은 감정, 거부와 불안의 시기였다.

나는 그다지 예쁜 여자가 아니어서 인기가 없었지만 데이트는 많이 했고, 결국 결혼도 했다. 나의 남편은 아주 잘생긴 남자였다. 사람들이 어떻게 그렇게 매력적인 사람과 결혼했는지를 물으면 나는 새침한 얼굴로 재미있어 하고는 했다. 이제 결혼을 했으니 두려움을 느끼지 않을 것이며, 사람들과 있어도 더 이상 불안하지 않을 것이라고 생각했었다. 그러나 불행하게도 그것은 사실이 아니었다. 남편의 친구나 사업상 지인들을 만나야 할 때마다, 나는 술을 마시지 않으면 말문이 막힌 채로 있는 나를 발견하였다. 대학에 다닐 때 알게 되었는데, 술을 한두 잔 마시면 사람들과의 대화가 가능해졌고, 게다가 세 잔이면 내가 못생겼다는 것도 잊을 수 있었다!

결국 우리에게 아이들이 생겼고, 그 아이들은 나의 모든 것이 되었다. 그러나 나는 술을 마셔 기억 상실인 상태로 아이들을 태우고 시골길을 운전했다는 사실을 깨닫고는 깜짝 놀라 정신을 차리고는 했다.

그후 남편이 매우 큰 병에 걸렸다. 나는 외롭고 겁이 났다. 아이들은 물론 이제는 남편조차 나에게 의지하고 있다는 것을 알고 있었지만 술을 마시고 싶었다. 훨씬 훗날 단주모임에 참석했을 때, 나는 신의 은총이란 생각을 쉽게 받아들일 수 있었다. 왜냐하면 내가 아침술에 취해 곯아떨어졌을 때 아이들이 방치된 채 놀고 있었던 그 많은 시간을 회상할 수 있었기 때문이다.

우리는 작은 마을로 이사했고, 나는 그곳에서 알게 된 새로운 사회집단이 그러한 문제를 해결해 줄 것으로 기대하고 있었다. 그러나 그 시기에 나는 같이 살고 있던 시댁 식구에게 매우 화가 나 있었다. 결국 나의 분노와 그런 사람들과 함께 살아야 한다는 사실에 대한 좌절은, 아마도 식사 전에 "우리가 한 잔을 하면 상황이 훨씬 편해질 거야."라고 합리화시켰다. 그렇게 함으로써 우리는 어떤 식으로든 그들에게 '우리'가 독립적임을 보일 수 있었던 것 같다. 시어머니에게 귀염을 받지 않는 한 가지 방법은, 작은 마을에서 공공연하게 술에 취하는 것이라고 나는 자신 있게 이야기할 수 있다. 나는 자주 그랬다.

어느 날 밤, 외로움을 느낀 나는 당시 열한 살이었던 아들을 딸들에게 맡기고 집에서 몇 마일 떨어진 곳에 있는 술집에 갔다. 술집의 남자들 중 한 사람이 내 차를 대신 운전해서 집에 데려다 주겠다고 했다. 그러나 나는 충분히 운전할 수 있다며 시비조로 이야기했다. 그런 뒤 직접 운전하고 돌아오면서, 나는 굽은 길을 기어 왔다. 우리 집 현관에서 90m쯤 왔을 때 난 속도를 냈고 결국 충돌하고 말았다. 나는 그 지점에서 밑바닥에 도달하였다고 생각하였다.

나는 단주모임에서, 다른 사람을 위해 절주하는 것이 아니라 오직 우리 자신을 위한 것이라고 배웠다. 그러나 나는 절주를 유지하려는 어떤 동기적 요소가 있어야 한다고 믿는다. 나의 경우 그것은 아이들이었다. 나는 딸의 네 살 생일파티를 잊을 수가 없다. 딸에게 멋진 파티를 열어 주겠다고 약속했었다. 그 파티를 계획하는 데 많은 시간을 들였고, 그날 어머니들이 자기 자녀들을 데리고 왔다. 그녀들은 나를 한번 보더니, 파티 장소에서 떠나지 않았다. 내가 너무나 취해 있었기 때문에 어머니들이 나에게 아이들을 맡길 수가 없었던 것이다.

아이들과 했던 약속을 이렇게 깨자 마침내 나는 더 이상 이렇게 살 수 없음을 깨닫게 되었다. 그래서 단주모임에 도움을 요청하게 되었다. 우리 대부분이 그랬듯이 단주모임에 갔을 때 내가 무엇을 발견할 수 있을지 알지 못했다. 나는 일반적인 오해를 많이 갖고 있었다. 알코올중독자라고 하면 오직 싸구려 술집의 주정뱅이만을 생각하고 있었던 것이다. 그런데 단주모임의 첫날, 교회신도라고 알고 있던 사람들을 만나서 무척 놀랐다.

보다 중요한 것은 단주모임에 처음 참석했을 때, 내가 어딘가에 속해 있다는 놀라운 느낌을 경험하였다는 것이다. 그곳에서 사람들과 이야기를 하면서 나는 내가 별난 인간이 아니라는 것을 깨달았다. 내가 그동안 저지른 일들이 나 혼자만 했던 것이 아니었다. 그토록 사랑하던 사람들에게 고통을 준 것도 나 혼자만이 아니었다. 알코올중독이 질병이며, 그 질병으로 고통을 겪었음을 단주모임에서 알고 나는 무척 기뻤다. 그동안 나는 미칠까 봐 두려워했었기 때문이다.

단주모임의 첫 몇 년 동안은 정기적으로 참석하는 것이 쉽지 않았다. 아이들은 어렸고 그들을 보살펴 줄 누군가를 찾는 것은 어려운 일이었다. 그럼에도 나는 바로 그 첫 모임에서 단주모임에 푹 빠졌다. 그리고 이 모임을 통해서 내가 찾던 해답을 얻을 수 있다고 확신했다.

시간이 지나면서, 나에게 주어지는 사랑을 편하게 받아들일 수 있었고 다른 사람과 그 사랑을 공유할 수 있다면, 다른 사람과 편하게 지낼 수 있다는 것을 단주모임의 12단계를 통해 배울 수 있겠다고 생각했다. 나에게 이것은 단주모임이 나에게 준 가장 큰 선물 중의 하나가 되었다. 나는 더 이상 두렵지 않았다. 그동안 나의 삶은 언제나 두려움이 지배하고 있었다. 사람에 대한 두려움, 상황에 대한 두려움, 내 자신이 부적절하다는 두려움 말이다. 단주모임에서 나는 믿음을 갖는 것을 배웠고, 그래서 두려움 없이 사는 것을 배웠다.

절주한 이후로 나의 삶이 항상 편했던 것은 아니다. 그러나 적어도 찾아오는 문제에 적응할 수 있었다. 그리고 우리 아이들도 단주모임의 생활 방식, 즉 12단계, 수용, 그리고 하루를 충실하게 살기 등에 맞추어 길러지는 엄청난 선물을 받았다고 생각한다. 나에게 주어진 이 모든 것에 대한 감사함을 결코 잊을 수 없을 것이다.

비평 이 여성의 이야기는 '전형적인' 주부의 이야기다. 그녀의 이야기는 교과서에 묘사된 '애처로운' 아니면 '신경증인' 여성 알코올중독자의 삶과 일치한다. 그녀는 지루해서 또는 도덕성이 부족해서 술을 마신다. 그리고 술에 취해 있을 때는 여성스럽지도 않고, 모성애도 결여된 행동을 보여 주어서 부인으로서, 그리고 어머니로서 자신의 여성성을 저버린다. 이 여성과 같이 술을 알코올중독 수준까지 마시는 중산층 주부들은 정신과 의사 진료실에서 많이 볼 수 있는데, 이 전문가들은 정말 좋은 의도로 진정제나 취미 활동을 처방하는 경향이 있다. 이러한 모습은 실제 너무나 흔한 것이어서 누구도 그 진실을 살펴보려고 하지 않는다. 그러나 원형은 극적인 상황에서뿐만 아니라 이렇게 명백히 평범한 상황에서도 그냥 나타난다.

첫 번째, 우리는 여성으로서 그녀가 처음부터 열등감을 느꼈다는 것을 알 수 있다. 어머니가 일찍 돌아가시고, 아버지에게도 거절당했다고 느꼈으며, 예쁘지 않았으므로 학교에서는 인기가 없었다. 그녀는 여성이 사회적으로 매력적이어야 한다고 지나치게 강조하는 이 사회에 잘 맞지 않았다. 왜냐하면 그녀 스스로 자신을 부인과 어머니 이상으로 상상할 수 없는 것처럼 보였기 때문이다. 그녀는 남자가 우선이며 여성은 부인-헤라, 어머니-데메테르, 그리고 가정주부-헤스티아로 존재해야 한다는 전통적인 올림포스의 질서 속에 자신을 완전히 규정하였던 것이다.

그러나 그녀의 경우, 아마도 항상 부적합하다고 느꼈기 때문에 올림피아의 문이 부서지고, '이방인'인 디오니소스가 침입하여 외견상 완벽해 보이는 이 허울을 흔들었을 것이다. 비교적 일찍 디오니소스가 '완화자'로 찾아왔고, 그녀는 말문이 막힌다는 느낌이 줄어들었다. 또한 디오니소스는 여성을 사랑하는 신이었으므로, 그녀가 '예쁘지 않다는 사실'을 잊을 수 있게 하였다. 그러나 그녀는 올림포스에서 부여한 역할의 수행이 불안정하였으며, 아마도 그러한 역할을 그저 페르소나 가면으로 수행하였을 뿐 진짜 자기 정체성은 아니었다. 이러한 와중에 디오니소스가 빠르게 그녀의 세계에 침입하여, 그녀는 곧 술을 마시고 싶어졌고, 항상 마시려는 강박을 느꼈다. 그것은 그저 자신의 역할을 수행하고, 그 역할에서 휴식하기 위해서뿐만 아니라 그 역할을 계속 유지하기 위한 노력이었다.

완화자 그리고 환희의 신에서, 디오니소스는 감정을 풀어 주고 문명의 조화를 흔드는 신이 되었다. 그 결과, 그녀가 공공연히 술에 취해 있음으로 해서 친척들과 소원해졌고, 이러한 여성스럽지 않은 행동과 주부로서의 의무에 대한 그녀의 분노에서 디오니소스의 영향을 볼 수 있었다. 이것은 그녀가 혼자 술집에 갔던 사건에서, 그리고 통제가 어려움에도 불구하고 차를 운전하다가 사고를 낸 것으로 알 수 있는데, 이는 디오니소스적인 공격성과 자신만만함이 가득한 행동이었다.

그녀가 미내드의 가장 무섭고 부정적인 측면, 즉 모성의 어두운 측면을 가장 구체적으로 드러냈을 때 전환점이 찾아왔다. 미내드들이 아기 디오니소스를 돌보고 보호했던 것과 마찬가지로, 피를 목말라하는 그들의 광기는 삶을 파괴할 수 있는데, 이것은 디오니소스 자신이 화신이 된 대극들의 난폭한 영혼을 반영한다.

디오니소스적인 황홀경에 빠져 흥분해 버리면 그들의 춤은 아이를 산산조각으로 찢어 버리는 죽음의 파티가 될 수 있다. 이러한 것은 초자연적 맥락에서 일어나지만, 디오니소스가 프로테우스의 딸들을 미치게 한 뒤 그녀들의 아들들을 처벌[75]한 것에서 느낄 수 있는 그러한 두려움에서 인간도 자유롭지는 못하다.

그래서 우리는 심지어 평균적인 중산층 계급의 평범한 여성의 삶에서조차, 이와 같은 미내드 같은 광기가 일어날 수 있음을 알 수 있다. 자녀를 학대하거나 방치하는 것은 알코올중독인 여성이 흔히 보이는 디오니소스적인 행동의 하나다. 문제의 그녀에게는, 망쳐 버린 생일파티와 그녀의 아이들과 했던 약속을 깬 것이 전환점이 되었다. 그때 그녀는 자신에게 문제가 있으며, 더 이상 이렇게 살아서는 안 된다고 깨달았다. 그것은 마치 미내드의 여성의 부정적인 측면이 지나치게 위협적인 것이 되어 무시할 수 없게 되었을 때, 긍정적이고 양육하는 측면이 그것을 극복하는 것과 같다. 바로 그때 그녀는 도움을 요청하며 단주모임에 참석하였고, 그 순간 고립된 부적합한 존재에서, 이방인이라고 여겼던 자신이 다른 이방인과 함께 있다는 '놀라운 소속감'을 경험하게 되었다.

이러한 소속감은 단주모임의 구성원이 된 거의 모든 알코올중독자의 보편적이고 중요한 경험이다. 이것은 개인주의의 부정적인 측면을 끝내고 집단으로 통합되는 것처럼 보인다. 그러나 단주모임에서의 집단은 음주를 불러일으키는 가장 첫 번째 요소인 관습적인 페르소나의 규준에 따른 것이 아니라, 보편적인 고통과 이해라는 깊은 유대감에 기초한 것이다.

사람들이 자기 자신이 되고, 서로 공유하도록 돕는 단주모임의 자유롭고 따뜻한 분위기에는 디오니소스적인 요소가 존재한다. 그것은 바로 집단이다. 이와 같이 단주모임은 무엇보다 지적인 힘과 개인주의적 자기-탄력성을 높이 평가하는 사회의 아폴로적인 분위기를 어느 정도 보상하는 역할을 한다.

그러나 단주모임에 아폴로가 없는 것은 아니다. 단주모임에서는 일반적인 사회에서와는 달리 아폴로와 디오니소스가 어느 정도 조화를 이루고 있다. 만일 단주모임이 구성원에게 감정을 표현하고 디오니소스의 배경에 있는 태모the Great Mother 안에서의 안정감에 속해 있다는 경험을 할 수 있도록 디오니소스적인 환경을 제공하면, 다시 단주모임의 프로그램이 아폴로적 측면을 경험하도록 해 주는 것이다. 그녀가 이야기하듯이, 단주모임에서는 마음이 편안해지고 용인된다는 느낌을 받는다. 또한 알코올중독은 세 겹의 병이라는 것, 즉 12단계Twelve Steps를 따르고, 하루를 충실하게 살면서 전에 자신을 압도했던 문제를 극복해야 한다는 것을 배우게 되는 것이다.

이와 같이 명료함, 의식적인 노력, 영적 가치와 같은 아폴로적인 긍정적 측면은 보다 감정적인 디오니소스적인 측면과 조화를 이룰 수 있다. 가부장적인 올림포스 기준에 대한 일방적인 집착이 반드시 디오니소스적인 가치에 대한 일방적인 헌신으로 이끌게 되는 것과 다르게, 단주모임 참여는 그녀와 다른 많은 사람에게 대극의 화해를 통한 개인적 치유를 가져다 주었다.

가 수

열여섯 살이 되었을 때, 나는 직업을 찾기 시작했다. 앞으로 무엇을 해야 할지는 몰랐지만, 나는 인생에서 성공을 하고 싶다고 생각했다. 결혼은 내가 원하던 것이 아니었다. 나는 큰 회사의 비서로 일을 시작했다.

나는 일을 잘했고 월급도 올랐다. 그러나 비서로서의 일에 만족하지 못하고, 탤런트 대회나 가수, 악기 연주, 대학의 여왕을 뽑는 이런 저런 대회에 출전하기 시작했다. 이런 대회에서 입상을 하자 전국을 돌아다니며 지방순회공연을 하는 큰 밴드와 함께하는 가수 제안을 받았는데, 그것이 바로 내가 항상 원하던 것이었다.

정말 매력적인 일이었다! 여행을 시작하고 3일째 되던 날, 나는 잠을 자지 못해 고생을 했다. 그러자 연주자들은 버스에서 게임을 제안했고, '술병을 돌려라' 라는 게임을 시작했다. 술을 마시고 난 뒤 잠을 잘 수 있게 되었지만 한 가지 문제가 있었다. 계속 구역질이 나서 5분마다 버스를 세워야 했던 것이다.

나중에, 나는 술을 마시느라 버스를 놓치기 시작했다. 술 때문에 병원에 입원해야 했고, 술을 마시는 바람에 공연을 하지 못했다. 나는 교회에 가서 술을 많이 마시지 않게 해달라고 기도를 했다. 우습게도 술을 끊게 해달라고 기도하지는 않았다. 나는 취하지 않게 해달라고 기도했다.

곧 자살을 시도하기 시작했다. 나는 많은 양의 약을 먹기도 했고, 손목을 베려고 애써 보기도 했다. 달리는 차에서 뛰어내렸는데, 눈을 떠보니 병원에서 구속복을 입고 누워 있었다. 나는 "하느님, 왜 나를 살리셨습니까? 나를 살리셨다면 어떻게 해야 하는지도 알려 주세요." 하며 소리를 질렀다.

그날 이후 나는 하느님을 미워했다. 나 자신도 미워했다. 나는 모든 사람을 증오했다. 사람들과 함께 일을 할 때도 알코올중독자로서의 외로움을 느꼈다. 버스를 타고 함께 다녔지만 그들은 늘 나의 행동을 보면서 아무도 나와 가까이 하지 않으려 했다. 내가 숨을 수 있는 곳은 없었다. 나는 뉴욕에 가기로 결심했다. 그곳에서 정착하여 내 아파트를 갖고 나만의 생활을 하면, 술 문제가 좋아질 것이라고 생각 했다.

일과 관련해서는 언제나 운이 따랐다. 나는 뉴욕 최고의 호텔에서 가수로 일할 수 있게 되었다. 세를 얻어 아파트로 이사를 하고, 일을 할 때는 술을 마시지 않겠다고 스스로에게 약속을 했다. 첫 공연날 밤에 열리는 파티에서만 술을 마셨다. 그때조차도 나는 다른 사람들과 다르게 술을 마시는 것처럼 보였다. 이상했다. 내가 유일하게 희망했던 것은 다른 사람들처럼 되는 것이었는데, 나는 언제나 다르게 느껴졌다.

어느 날 밤, 나는 소란을 피웠고 다시 술을 마시면 해고될 것이라는 경고를 들었다. 나는 이제 '고상한' 주정뱅이가 아니었다. 내가 좋아하는 술집이 있었는데, 일이 끝나면 즉시 그곳으로 향했다. 그러는 도중 어디에선가 월급 받은 것을 잃어버렸다. 아마도 그 돈으로 팁을 줘 버렸던 것 같다. 나는 '거물big-shot' 콤플렉스를 갖게 되었다. 더는 술을 마시지 말아야 할 상태가 되자, 어느 술집에서도 나를 환영하지 않았다. 그래서 술을 사들고 집으로 가기 시작했다. 다른 곳에서 술을 마시는 것이 두려웠고, 전화가 오는 것도, 문을 두드리는 것도, 편지도, 모든 것이 두려웠다. 나는 두려움으로 가득 찼다.

어느 날 술을 잔뜩 마시고 일어났는데, 다른 때만큼 나쁘지는 않았다. 하지만 나는 이런 현실에 넌더리가 났고, 스스로에 대한 증오심으로 가득 차서 자살을 결심했다. 이때는 상당히 맑은 정신으로 그것을 결정하였다. 우선 일을 하러 가야 했다. 그렇게 해야 나를 찾는 전화가 오지 않을 것이고, 그날 밤 내가 하려는 일에 방해를 받지 않을 것이기 때문이었다. 나는 분장실에 가서 화장을 하려고 했는데, 눈물이 뺨을 타고 흘러내리면서 손이 떨렸다. 계속 화장을 하려고 했지만 립스틱을 바르지 못했고 눈화장도 하지 못했다. 그러나 해야 했다.

공연 준비를 끝내기 전에 결국 전화번호부를 들어 단주모임을 찾았다. 전화를 하자 한 남자가 대답을 했다. 나는 히스테리컬하게 울며, "나는 알코올중독자가 아니에요. 내가 여기에 왜 전화를 했는지 모르겠군요. 나는 미치지 않았는데 사람들이 나를 멀리해요. 나는 슬럼가에 살지도 않고 일자리를 잃지도 않았어요. 나는 이제 겨우 스물일곱 살이에요. 내가 알코올중독자일 리가 없어요!"라고 소리쳤다.

전화를 받은 그 남자는 "말해 봐요. 술 때문에 어려운 일이 있었나요?"라고 물었다. 그 몇 마디 말은 "무슨 말인지 알겠어요. 당신을 이해합니다."라고 말하는 것 같았다. 재미있게도 그러고는 나는 울음을 즉시 멈추었다.

다음 날 단주모임의 여성들이 나를 찾아왔다. 나는 아팠고 벌벌 떨고 있었고 스스로에 대한 증오로 가득했다. 그런데 이 잘 차려입은 여성들이 들어오자, 계속해서 이런 생각이 들었다. '내가 저 사람들처럼 될 수 있을까? 알코올중독은 질병이라고 했는데, 나는 정상적인 음주를 하려고 얼마나 노력했는지 모른다. 하지만 그렇게 하지 못했고 그 이유도 모르겠다. 그러나 이제 알겠다. 나는 알코올중독이란 병에 걸린 것이다.'

내가 미친 것이 아니라는 것을 알고 흥분되었다. 단주모임에 참석해서 사람들을 만날 생각에 몸이 떨렸다. 그들의 진실하고 맑은 웃음소리가 들렸다. 대부분 자기들끼리 웃는 것이었다. 나는 결코 다시 그렇게 웃을 수 없을 것이라고 생각했었다. 그러나 그 외로움이 사라지고 나는 다시 웃는 것을 배웠다. 영적으로는 교회—또는 하느님께—에 다시 다니기 시작했고, 단주모임의 철학을 통해서 교회를 전반적으로 다시 이해할 수 있게 된 듯했다. 정신적으로는 12단계, 단주모임의 슬로건, 평온을 비는 기도를 통해 안정을 되찾았다. 나는 더 이상 아무도 미워하지 않으며, 더 이상 감정적 혈우병 환자가 아니다. 어제를 두려워하지 않고 내일도 두려워하지 않는다. 나는 오늘을 산다.

나는 회복이 된 이후 5년간을 나이트클럽에서 일하였고, 최근에야 노래 부르는 일을 그만두었다. 지금은 멋진 남자와 결혼했으며, 이전에 생각했던 것 이상으로 더 행복하다. 물론이다. 결혼은 딱 내 취향이다.

비평 여러 가지 면에서, 이 가수의 사연은 주부의 사례와 다르다. 우선 그녀는 아주 어린 나이에 전통적인 여성의 역할을 거부하고 성공을 원했으며, '결혼은 내 취향이 아니다.'라고 생각했다. 그래서 남성의 상대로서의 여성이라는 일상적인 역할을 받아들이는 대신에, 즉 누군가와 비슷한 사람이 되는 대신에 야망 있고 모험을 즐기는 한 개인이 되고자 했다. 그녀는 그들의 그림자로 살고 종속된 사람subordinate으로서 남성을 따르기보다는 오히려 일, 야망, 경쟁, 매력과 같은 아폴로의 남성적 가치를 추구하였다. 그러나 일을 시작한 초기의 이러한 일방적 선택은 자연히 그녀에게 영향을 미치기 시작했다. 그녀는 아폴로적 빙의의 최후라고 보는 의식의 과잉, 즉 불면증에 걸리게 되었다!

이미 예상했듯이, 디오니소스가 등장하여 긴장에서 벗어나는 방법으로 술을 제공한 것은 바로 그때였다. 어떤 면에서 디오니소스는 이미 그곳에 있었다. 왜냐하면 그녀는 직업으로 가수를 택하였고, 극장이나 예술의 공연과 같은 세계는 우리 문화에서 디오니소스적인 것이 수용되는 드문 경우이기 때문이다. 그러나 음악은 또한 아폴로에 속한다. 왜냐하면 그것은 아폴로의 뮤즈가 가진 하나의 속성이기 때문이다. 그렇기 때문에 음악은 조화거나 불협화음이며, 통제거나 분출이고, 아폴로적이거나 디오니소스적이다. 그것이 야망과 혼동되거나, 집단에서 받아들이거나, 칭찬받는 방법이 될 때는 아폴로적 정신을 훨씬 많이 보여 주는데, 바로 이 사례가 그러한 경우다. 역설적인 것은 디오니소스가 거칠게 들어온 것이 그녀에게 가수로서의 일이 만족보다 문제를 많이 일으키던 바로 그때였다는 사실이다. 그래서 음주는 그녀가 불면증에서 벗어나는 방법이 되었을 뿐만 아니라, 빠르게 그녀의 삶을 지배하기 시작하였다.

삶의 어떤 다른 측면에도 결코 양보하지 않았던 그녀의 분명하고, 방향이 있는 직업적인 열망으로부터, 그녀는 그 다른 측면의 하나의 표현에 완전히 걸려들었다는것을 알았다. 즉, 실패, 자살 시도, 입원, 해리와 의존, 기억 상실, 술로 인한 일종의 광기 등 모두가 만약 억제된다 하더라도, 강제로라도 자신의 자리를 요구하고 차지해 버릴 디오니소스의 신비를 보여 준다.

그녀의 전환점은, 더 이상 견딜 수 없어 자살을 결정하고 '마지막' 공연을 위해 분장실에서 '화장을 하려고 했는데, 눈물이 뺨을 타고 흘러내리면서 손이 떨릴 때였다. 계속 화장을 하려고 했지만 립스틱을 바르지 못했고 눈화장도 하지 못했다. 그러나 해야 했다.'던 바로 그때, 비유적으로, 그리고 문자 그대로 해리의 그 순간에 일어났다.

이러한 그 이미지는 우리에게 디오니소스의 다양성과 역설을 다시 떠오르게 한다. 그렇다. 그는 광기와 죽음의 신이며, 한편으로는 즐겁고 또 한편으로는 파괴적인 술의 신이다. 그러나 그는 또한 삶을 창조하고 유지하는 물방울의 신이다. 오토는 "디오니소스가 물에서 태어나 물로 돌아가고, 물속 깊은 곳에 자신의 피난처와 집을 마련했다는 사실에 관한 숭배와 신화는 매우 분명하다."[76]라고 말했다. 눈물을 흘렸던 이 가수는 디오니소스의 자비로운 측면을 경험했으며, 눈물을 흘릴 때 잠시 광기 그 자체와 자아의 저항이 모두 풀어져서 전화를 들고 도와달라고 할 수 있었던 것이다.

그녀는 즉시 단주모임에 가입하였으며, 그 모임 속에서 '피난처와 안식처'를 발견하였다. 또한 알코올중독자 주부가 그랬던 것처럼 외로움은 끝나고 소속감을 알게 되었다. 그녀는 아폴로와 관계하는 새로운 방식을 찾기도 하였다. 즉, 더 이상 야망과 집단적인 완벽성의 기준이 아닌 보다 진실된 영성적 측면을 추구하게 되었으며, 실제로 다시 교회에 나간 것, 12단계, 슬로건, 그리고 평온함을 위한 기도의 활용이 도움이 되었다. 그녀는 스스로, 감정을 통제하지 못하고, 지나치게 의식적으로 합리화하였던 결과물인 '감정적 혈우병 환자'가 더 이상 아니라고 하였다. 아마도 그것은 대극의 갈등이 해결되는 유일한 방법이었을 것이다. 그녀는 의식적으로는 올림포스의 높은 이상에 이르려고 하였으나 무의식적으로는 디오니소스적인 혼돈 속에 있었던 것이다.

그녀도 단주모임에서 디오니소스와 아폴로를 보완적인 방식으로 경험할 수 있었다. 그녀는 결혼도 하였다. 이 결혼이 그녀가 과거에 거부하였던 역할로의 퇴행일 수도 있지만 그럴 가능성은 별로 없어 보인다. 왜냐하면 그녀가 단주모임에 참여함으로써 어떤 '종교적' 태도가 그녀가 절대적이 되거나 일방적으로 되지 않도록 막아 주고 있기 때문이다.

마침내 소속이 되었다는 느낌과 이러한 종교적 태도는 그들의 배경과 음주력에 상관없이 거의 모든 단주모임 구성원에게서 볼 수 있는 요소다. 이미 우리는 이 가수와는 개인력과 개성이 매우 다른 가정주부의 사례에서 이러한 예를 보았다. 그 둘은 배경이 매우 다름에도 불구하고 주로 올림포스의 남성적 이상에 기초한, 지나치게 엄격한 형식의 개인적인 표현을 공통적으로 경험하고 있었다. 그들 이 남성적 이상과 동등한 사람으로, 또는 운명적인 종속된 사람 subordinate으로 살려고 시도하였는지는 상관없다. 그리고 이 두 사람은 모두 저번에는 대극인 보상적 디오니소스적 원형으로 두들겨 맞고, 이번에는 다시 일방적이고 파괴적이 되었다. 결국 이렇게 파괴적인 측면을 경험함으로써 마침내 그들은 대극을 해결해 줄 된 단주모임에 참여할 수 있었다. 두 사람의 알코올중독은 일종의 '행운의 죄—felix culpa', 즉 새로운 인식으로 그들을 페르소나—동일시에서 분명하게 개성화의 변환으로 이끄는 기회가 되었다.

융에 의하면, 이러한 변환은 오직 집단적으로 순응된 페르소나가 붕괴될 때, 즉 의식이 주도권을 잃을 때에만 집단무의식의 깊은 층에 원천을 둔 개성이 나타나기 시작할 수 있다고 하였다.[77] 그는 대부분의 경우, 이러한 것이 일어나지 않으며, 또한 일어나서도 안 된다고 하였다. 특히 외부 현실에 대한 적응이 주요한 과제로서, 대부분의 에너지를 사용하는 경우에 그렇다. 그러나 내적 적응의 문제가 부각될 때면, 이것은 거의 대부분의 신경증에서 그러한데, 무의식이 '이상하고 저항할 수 없는 매력'과 '의식적인 삶의 방향에 강력한 영향력'[78]을 행사하기 시작한다. 그러한 시기에 분석은 앞으로의 발달에 필요한 페르소나의 붕괴를 촉진하고 보유하는 것 모두에 도움이 될 수 있다. 그러나 때로는 인생은 다른 방식으로 붕괴를 촉진하기도 하는데, 알코올중독이 그 하나다. 그러한 경우 디오니소스는, 만약 파괴적인 어두운 측면이 극복된다면 개별적인 의식을 가져오는 집단무의식의 대리인이 되기 쉽다.

단주모임의 창시자인 빌 윌슨은 '바닥을 친다 hitting bottom'라는 새로운 표현을 만들어 냈는데, 이것은 어떤 사람이 최악의 상태에 이르러야만 도움을 청하거나 변화를 가져올 수 있다는 의미다. 1936년에 그는 "알코올중독자가 단주모임에 오려면 바닥을 쳐야 하고, 그의 자아는 완전히 꺾여야 한다."[79]고 말했다. 그의 말은 융의 다음과 같은 이야기에도 반영되어 있다.

> 정말 바닥을 칠 수 있는 그러한 사람들만이 진정한 인간이 될 수 있다.[80]

그래서 적어도 페르소나와 집단적 기준과의 동일시를 잃을 정도로 추락한 알코올중독인 여성은, 만약 그녀의 병이 단주모임이나 그와 비슷한 '피난처'로 이끈다면, 보다 진정한 인간으로 거듭날 수 있다. 그녀는 패배했을 때 인생의 어두운 측면, 즉 융이 자주 언급하였던 '추한 남자 또는 여자'를 받아들일 수 있게 된다. 융은 "자신을 사랑하려면 사람들과 어울려야 한다. ……그래야만 당신이 그들과 같다는 것…… 모든 사람이 같은 문제로 고통을 겪는다는 것을 알게 된다."[81]라고 하였다.

아스클레피오스, 아폴로 그리고 단주모임

자, 일반적인 일종의 종교적 경험과 소속되어 있다는 느낌, 디오니소스와 아폴로의 결합 외 단주모임에 도움을 청하는 여성 알코올중독자에게 단주모임은 어떤 효과가 있으며, 그리고 어떻게 디오니소스의 부정적 측면을 '치료'하는 것일까? 이러한 질문에 원형적 용어로 답하기 위하여, 이제 고대 그리스의 고전적인 치유자 모델인 아스클레피오스Aesklepios로 돌아가 보자.

아스클레피오스

치유의 신인 아스클레피오스는 아폴로와 인간인 코로니스Koronis 사이에서 태어났다. 코로니스의 의미는 어두운 사람Dark one, 그리고 라틴어로는 아이길라Aigla, 즉 빛나는 사람Luminous one을 의미한다. 아폴로도 주로 태양의 신으로 알려져 있지만 한편으로는 지하의 동물인 여우와 같은 어두운 모습으로도 나타났다. 이처럼 아스클레피오스는 빛과 그림자, 하늘과 땅 양자의 원리에서 나온다.[82]

반신半身 반마半馬인 케이론Chiron의 보호를 받으며 계곡에서 자란 아스클레피오스는, 그곳에서 자연의 신비를 배우고 치유하는 힘을 가져오는 자로서의 기능을 위한 에너지를 모았다. 그의 혈통과 양육의 결과로, 그는 경계의 신a god of the borderline이 되었다. 영원한 올림포스의 빛을 분명히 드러내는 아버지의 밝은 측면, 또는 지하세계의 완벽한 어두움의 신인 디오니소스의 어두운 측면과는 달리 아스클레피오스의 주요한 측면은 어두움에서 오는 빛의 과정process을 담고 있다. 그는 아스클레피오스식 예배가 삶의 따뜻한 빛을 상징화하는 차가운 뱀으로 표상된, 두 개의 세상이 만나는 '중간지대의 역설'83의 신이다.

에피다우루스 Epidaurus에 있는 그의 사원에는 환자들이 떼를 지어 모여들어, 부화주머니incubatorium 안으로 들어가도록 사제의 지도를 받았다. 여기에서 환자는 혼자가 되어 '그의 내부에서 일어나는 치유 과정'84을 따르는데, 원칙적으로 그 치유는 꿈에 아스클레피오스가 나타나는 것으로 명시된다. 그의 아버지인 아폴로와는 반대로, 아스클레피오스의 놀라운 측면은 환자의 고통에 대한 공감이다. 그의 아버지가 엄격하고 초연한 올림포스의 권위를 표상한다면, 아스클레피오스는 땅 위의 생명과 좀 더 친밀하다. 케레니Kerenyi는 아스클레피오스의 조상彫像을 다음과 같이 설명하였다.

> 두 눈은 멀리 위쪽을 분명한 목표 없이 보는 듯하다. 이러한 것이 분명한 움직임과 결합되어, 우리에게는 거의 고통으로 보이는 위대한 내적 감정을 일으킨다. 그는 올림포스의 평정심으로 우리 앞에 서기보다는 인간의 고통을 공감하며 아파하고 그것을 진정시키는 것을

자신의 소명으로 삼고 있는 것이다.[85]

분명히 단주모임이나 어떤 다른 치료적 방법을 에피다우루스적인 방식과 문자 그대로 동일시할 수는 없다. 고대 그리스와 현재 서양 문명 사이의 커다란 문화적 차이뿐만 아니라 방법에도 분명한 차이가 존재한다. 예컨대, 단주모임에서는 혼자 밀실에 물러나 꿈을 기다리지 않는다. 그와는 반대로 알코올중독자는 흔히 병에 의해 지나치게 고립되고 너무나 철수되어 있다. 그래서 치유 과정을 시작하는 것은 집단에의 소속감을 키우는 바로 집단과 동료들인 것이다.

물론 전통적인 집단적 맥락에서 일종의 철수는 있다. 예컨대, 알코올중독자가 대처하기가 매우 어려운 것으로 입증되어 온 '광란의 무리the madding crowd'로부터의 철수와 같은 것은 존재한다. 단주모임은 집단적이기는 하지만 위태위태하고 불안정한 알코올중독자가 참여해서 치유될 수 있는 안전한 성역temenos을 제공한다. 이것은 마치 에피다우루스의 사원이 정치적, 또는 다른 갈등의 원천으로부터의 성역이 되는 것과 같다. 단주모임은 또한 일종의 경계 지역, 즉 중간 지대인데, 많은 회원이 '삶으로의 다리'라는 표현을 사용하고 있다. 그들이 이야기하는 것은 은둔이나 전통사회에 대한 거부가 아니다. 단주모임은 구성원에게 자신이 속한 사회에서 더욱 충실한 삶을 살 수 있도록 도와주고, 페르소나의 공허함과 부적합한 절망 사이에 더 이상 사로잡히지 않도록 해 준다.

상처 입은 치유자

원형적 맥락에서 볼 때, 에피다우루스와 단주모임을 연결해 주는 아스클레피오스와 아폴로 사이의 관계가 중요하다. 아폴로가 어둡고 공격적인 형식으로 질병을 일으키듯, 바로 그렇게 아스클레피오스는 회복과 부활을 가지고 온다. 앞 절에서 자세하게 설명한 두 여성의 사례는, 원형의 부정적인 측면에서 긍정적인 측면으로의 변환을 보여 준다. 완벽주의, 그리고 남성적인 성취 기준과 같은 이상적 형식으로 표현된 파괴적이고 일방적인one-sided 태양적 의식solar consciousness은 반작용, 즉 똑같이 일방적인one-sided 디오니소스적 영향의 습격을 받게 되어 있다. 그러나 단주모임에서는 아폴로의 다른 양태가 완화되고 긍정적인 모습으로 나타나며, 구성원은 이를 통해 새로운 삶을 살고, 집단과 공동체 속에서 균형을 유지해 나간다.

이러한 긍정적인 측면이란 다른 구성원과의 공감, 그리고 단주모임의 기초가 되는 실제 프로그램 등이다. 치유를 유발하는 공감은, 특히 새로운 신입 구성원에 대한 기존의 단주하고 있는 구성원의 공감이다. 그들은 감상적이지 않고 동정적이며, 이미 직접 겪어 왔기 때문에 아스클레피오스와 같은 '상처 입은 치유자'가 되어 신입 구성원의 고통을 완화시키는 것이 자신의 사명이라고 여기는 것이다. 또한 기존의 구성원은 모델이 되어, 디오니소스의 혼란과 아폴로의 엄격하고 도전하기 어려운 완전성 사이에 있는 신입 구성원에게 길을 제시해 준다.

이러한 치유적 공감은 아폴로의 표정을 온화하게 하고, 절주를 바람직하고 가능하게 만들어 준다. 게다가 아스클레피오스와 그의 사제가 '동료'가 되어 아폴로에 청원하며, 환자들을 모아 즐거운 파티를 열어 주는 것이다. 단주모임의 구성원을 결합시키고, 기존의 구성원에서 신입 구성원으로 전해지는 이러한 공감은 그저 인간이 도와주는 것 이상의 어떤 것에서 그 원천을 발견한다. 단주 프로그램은 소위 위대한 힘higher Power을 토대로 그 작업이 만들어지고 진행된다. 단주모임의 구성원은 이것을 신神, 선善, 단주모임, 행운幸運이나 무의식 또는 무엇이라고 해석해도 된다. 그들에게 특정 종교단체를 믿으라는 압력은 없다.

요컨대, 에피다우루스의 사제가 그랬던 것처럼 단주모임도 치유를 유발하기 위해서는 어떤 초월적 힘이 필요하다는 사실을 인지하고 있는 것이다. 이것은 제2의 전통Second tradition의 문장에 잘 표현되어 있다. "우리의 집단적 목적을 위한 궁극적인 권위는 단 하나뿐이다. 우리 집단의 양심 안에서 당신 스스로를 드러내시는 사랑의 하느님神이다. 우리의 지도자는 오직 신뢰받는 봉사자들이며, 그들은 결코 지배하지 않는다."[86]

제3의 전통third tradition은 '단주모임의 구성원이 될 수 있는 유일한 조건은 술을 끊겠다는 열망'이라는 것이다. 이는 사원에 방문하여 신에게 청원하기 위한 유일한 조건은 그저 병에 걸린 것뿐이었던 에피다우루스-아스클레피오스 전통과 일치한다. 여기에는 어떤 도덕적 판단도 어떤 차별도 없다. 모두는 아니지만 근대 의학의 어떤 사원은 치료를 하는 사람들의 특정한 편견이 환자에게 영향을 끼쳐서 치유 과정에 접근하는 것을 막을 수 있다. 단주모임에서는 그저 그곳에 도착get하는 것만이 필요할 뿐이다. '열린 마음'을 갖고, 몸이 와야 한다. 그리고 그 집단과 위대한 힘이 그 효과를 발휘한다고 생각하면 된다. 이는 마치 고대 그리스에서, 환자가 사원에 참석하여 '이미 그의 내부에서 작동하고 있는'[87] 내적 과정에 수용적인 태도를 갖기만 하면 되었던 것과 같다.

단주모임의 12단계

단주모임의 구성원에게, 영성이 발견되고 아스클레피오스-아폴로가 나타나는 것은 바로 그 프로그램인 12단계(부록에 수록)다. 1단계는 '우리는 술에 무력했으며, 우리의 삶을 통제할 수 없게 되었음을 인정한다.' 이고, 2단계는 '우리보다 강력한 힘이 우리를 정상적인 상태로 회복시켜 줄 것이라고 믿는다.'는 것이다. 이것은 자아 위축ego deflation을 받아들여야 한다는 뜻이다.

그다음에 높은 도덕성과 의식의 중재자인 아폴로가 4단계를 통해서 "우리 자신에 대해 탐구하지만 두려움 없는 도덕적인 질문지를 만든다."라고 하였다. 그리고 다음 세 단계를 따른다. 이러한 질문지는 공유되고, 개인이 자신의 문제와 결함을 자기 자신의 자아 의식보다 더 큰 힘에 넘김으로써 변화를 추구한다. 과정은 변화가 일어나는 데 필요한 일종의 수용에 이르게 하며, 자아만으로는 이러한 변화를 일으킬 수 없다고 인식하게 해 준다. 이러한 과정을 융은 다음과 같이 설명하였다.

사람들이 자신을 받아들여야 한다는 것이 아주 중요하다. 그렇게 하지 않으면, 신의 의지가 실현될 수 없다.……회개한다고 구원을 얻는 것은 아니다. 구원에는 체계의 변화, 즉 이전에는 수용하지 않던 것의 수용이 있어야 한다. 그것은 검은 것을 받아들였을 때, 흰 물질을 닦아 내는 것으로 되는 것이 아니다. 빛의 상들을 상상함으로써 깨닫는 것이 아니라 어두움을 의식함으로써 깨닫게 된다.[88]

융의 설명은, 어두움에서 불을 밝혀 두 영역이 하나가 되게 하는 양자를 부정하지 않는 신, 즉 아스클레피오스에 대한 묘사를 상기시킨다.

12단계의 나머지 단계는, 자신의 음주로 피해를 입은 사람들에게 보상하기, 자신보다 위대한 어떤 것과의 만남을 유지하기, 자기 자신의 삶에 관한 명료성을 증가시키기 등과 관련이 있다. 다음 융의 진술에는 이러한 과정이 반영되어 있다.

우리는 언제나 현재의 자신보다 더 좋아지려고 노력한다. 우리는 우리에게 가능한 그만큼만 좋아지며, 그 이상으로는 1인치도 더 나아갈 수 없다. ……그것이 우리가 향상될 수 없다는 것은 아니다. ……팽창은 우리 자신에 관한 편견들, 즉 우리의 수준 이상이나 이하로 상승하려는 우리의 끊임없는 시도다.[89]

사실 12단계는 알코올중독자에게 내재된 열등감과 죄책감에서 유래한 과대적 사고와 자아 팽창 경향성을 없애기 위하여 일종의 자아 비하를 발달시키려는 시도다. 특별히 알코올중독자를 지칭하지는 않았지만, 융은 이러한 상태에 적합한 다음과 같은 설명을 곁들였다.

> 그는 길 잃은 양이라는 고통스러운 느낌에서 자신을 구하기 위하여 이상주의를 받아들인다. 모든 사람이 "나는 돼지 같은 인간이었다."라고 하는 대신, 자신의 행동에 선량한 동기를 찾으려는 경향이 있다. 우리는 행동에 맞는 이름을 부르기보다는 신에게 합리화한다.[90]

그러므로 회복을 위해 필요한 것은 현실과 자신을 수용한다는 마음이다. 알코올중독자가 다른 알코올중독자들를 위해 쓴 12단계는 이것을 진행하는 과정이 된다. 이는 단주모임 프로그램에 "우리의 목표는 발전이지, 완벽함이 아니다."라고 서술되어 있다. 이때 아폴로는 노력을 격려하는 자비로운 형식으로 나타난다. 사람을 자기 파괴적인 완벽주의로 몰고 가지 않는다.

마지막 12단계는 다른 알코올중독자를 돕는 것과 관계가 있다. "이러한 단계를 통해 영성적 각성을 하면, 우리는 이 소식을 알코올중독자에게 전달하도록 노력하였다. 그리고 우리의 모든 생활에서 이러한 원리를 실천하고자 하였다." 이것은 전후관계를 무시하면 마치 복음주의적으로 들리지만, 사실은 알코올중독자가 되고 다시 회복하는 전체 과정에서 파악하면 논리적으로 연계된 부분이다. 다시 이러한 과정에 대해 융은 다음과 같이 이야기하였다.

그것은 사람들이 영성적 원리와 같은 어떤 것이라도 믿도록 하는 데 매우 특수한 경험이 된다. 정확하게 말하면 이렇다. ……비록 본질적으로는 반드시 영성적일 필요는 없지만, 전적으로 다른 유형의 삶의 존재를 증명할 것이다…….[91]

이것은 단주모임의 경험을 요약해 준다. 그리고 융의 말과 단주모임 단계의 배경에는 에피다우루스적인 경험이 존재한다는 것을 확실히 알 수 있다. 치유의 경우, 결코 신체적인 것만이 존재하는 것은 아니며, 그것은 또한 정신적인 것, 즉 무의식에의 몰입이기도 하다. 그 후보자는 무의식에 따르기도 하고 무의식에서 치유된, 그러나 변한 세계로 돌아가기도 했다. 또한 인간의 이해를 넘어서는 힘에 복종하는 과정을 경험하게 된다.

여성적 영혼과 남성적 영혼

어떤 면에서, 우리는 엘레우시스의 비의秘義, Eleusinian Mysteries와 유사하다는 것을 알 수 있다. 각각의 경우에 어둠으로의 하강과 어둠에서의 회귀가 존재한다. 그러나 케레니Ker'enyi가 이야기한 바와 같이, "방법은 동일했지만, 지하세계를 다스리는 여왕Queen of the Underworld[92]에게 갔던 엘레우시스 입문자보다 에피다우루스에서 건강을 회복한 병자들이 더 빨리 제자리로 돌아갔다."[92]

다시 말해서 경험의 깊이가 얕았던 것인데, 그것은 '전체성'이 아닌 '치유'를 목표로 했기 때문이다. 또한 그 차이는 각각의 경우 성의 원리gender principle가 달랐기 때문에 나타난 현상이다. 엘레우시스의 비의에서 어머니-코레Mother-Kore의 무한 재생되는 주기로 표상된 불멸의 신비Mystery of immortality를 주관한 것은 여성이었다. 반면 에피다우로스에서 어둠 위로over 승리해 타오른 것은 남성적 영혼masculine spirit이었다. 만약 날카로운 아폴로의 영혼이 자신보다 공감을 잘하는 아들 아스클레피오스의 '어둔 온정'에 약화되었다면, 그 원리는 아폴로의 것으로 남았을 것이며, 그 목적은 이러한 원리의 변환을 허용하였을 것이다.

엘레우시스의 비의에서 발견된 여성성과는 반대로, 에피다우루스에서 긍정적이고 남성적인 영혼이 우세했던 것에 관해 읽었을 때, 나는 단주모임에 관해 오랫동안 가지고 있었지만 정확하게 그것이 무엇인지 결코 형식화시키지 못했다는 생각이 아주 명료해졌다. 그것은 단주모임이 제공하는 것은 사실상 에피다우루스적인 형식의 치유적 경험이라는 내 생각을 확인시켜 주었다. 다시 말해서 부정적이고, 완고하고, 집단적 형식이 되었던 것을 더 많은 의식화와 의미있고 영적인 삶을 향한 열망을 촉진하는 긍정적인 형태로 변환시키는 과정의 치유 방식은 남성적인 것이며, 기본적으로는 아폴로적 치유법인 것이다.

그래서 알코올중독이 항상 남성이 걸리는 질병으로 간주되었던 것, 남성에 의해 단주모임이 창설되고, 무엇보다도 영적 프로그램으로써 고안되었다는 사실을 이해할 수 있게 되었다. 알코올중독자가 항상 '그'라고 지칭되었던 것은, 그저 역할 분배로 결정된 문화적 우연이 아니었다. 알코올중독과 관련된 모든 영역에서 그와 같이 집요한 남성적 우세함이 존재하는 이유는, 여성에 대한 실제적인 편견과 남성적 쇼비니즘을 넘어서, 원형적 맥락이 존재함을 보여 준다. 최근까지 남성은 아폴로적 이상들을 과장하려는 유혹에 빠지기 쉬웠다. 그러나 성별과 관계없이, 단주모임에서 치유에 이르게 하는 것은 남성적 방법이다.

"원인을 발견하려면 치유를 검토하라."라는 파라셀수스 Paracelsus의 말에 주목한다면, 우리는 여성 알코올중독—때때로 남성에게도 해당된다—이란 남성성과의 동일시의 부정적인 형태다. 단주모임은 매우 효과적으로 작용하고 치유한다. 정확하게 그것은 그 프로그램이 영혼적인 프로그램, 즉 남성성의 긍정적 측면이기 때문이다. 이에 대해 융은 빌 윌슨에게 쓴 편지에서 다음과 같이 이야기하였다.

> '알코올'은 라틴어로 'spiritus'다. 당신은 이 단어를 가장 타락시키는 술에도, 또한 최고의 종교적 경험에도 똑같이 사용한다. 그러므로 이로부터 하나의 공식을 도출할 수 있다. '술에는 술영성로 맞서라 spiritus contra spiritum.' 93

융학파의 용어로 이야기한다면, 여성의 경우 아니무스가 남성적 정신을 전달하는데, 이것은 가장 고귀한 종교적 열망 또는 가장 비천한 형식으로 악마에 사로잡히는 것으로 나타나는 하나의 콤플렉스다. 한 여성이 알코올중독일 때, 다른 사람의 관점으로 그녀의 바람직하지 않은 행동, 즉 숙녀답지 않게 야비하고 비정한 모습은 사실, 그저 술 취한 아니무스 drunken animus를 표현한 것 중 하나다. 방치되었든 또는 악용되었든, 그렇게 어울리지 않는 행동으로 그에게 주의를 쏠리게 한 것은 바로 '그'였다. 그리고 의미를 발견하고 단주 모임에서 그녀가 회복에 이르도록 한 것도 '그'다. 이것은 술에는 영성으로 맞서라는 융의 공식을 설명해 준다.

이러한 콤플렉스가 여성 알코올중독자의 실제 삶에서 나타난 양상을 상세하게 기술하기 전에, 이 콤플렉스에 대해 보다 상세한 설명을 다음 절에서 하겠다.

여성에게서의 남성적 영혼

엠마 융Emma Jung은 『아니무스와 아니마Animus and Anima』에서, 아니무스는 여성의 마음속에 존재하는 페르소나의 대극인 콤플렉스라고 밝혔다. 즉, 이 콤플렉스는 그녀의 외적, 그리고 의식에 나타난 성격에서는 부족한 특성을 보인다. 그것은 무의식적인 남성적 특성으로 구성되는데, 잠재된 성적 특성, 남성과의 개인적 경험, 그리고 그녀가 속한 문화에 지배적인 남성의 집단적 이미지가 결합되어 결정된다.

이러한 남성적 상이 나타나는 방식에는 네 가지 기본적인 형식이 있다. 그것은 힘power, 행동deed, 말word, 의미meaning다. 풋볼 영웅에서부터 정치인, 웅변가, 그리고 정신적 지도자에 이르기까지 이들은 여성의 내적 남성상이 투사되는 원형적 패턴이다. 잠재적으로 아니무스는 완전성의 싹을 포함하고 있으며, 여성에게 남성적 능력을 발달시킴으로써 자신을 완성시키는 가능성을 제공한다. 그러나 종종 우리 문화에서는 여성성이 희생되면서 남성적 가치가 지나치게 높이 평가되고 있기 때문에 아니무스는 난폭하고 오만해지는 경향이 있다. 그래서 그녀가 외부의 남성에게 복종해야 하는 형식 또는 여성으로서의 자신을 끊임없이 깎아내리는 내적 목소리는 그녀가 자신의 개성화의 길을 당당하게 걸어가는 것을 방해하는, '해야만 한다'와 '했어야 했다'는 당위성에 시달리게 만든다.[94]

여성 알코올중독자는 특히 불가능할 정도로 높은 수준의 아폴로적 기준을 따르는 완벽주의 아니무스의 노예로 살고 있는 것으로 보인다. 아니무스의 도전을 거부하고 여성성이라는 수동적 안정 속에 머물고 싶어 하는 여성과는 달리 알코올중독 여성은 '완벽한' 여성과 어머니, 또는 최고의 전문직 여성으로서 무언가를 성취하기 위하여 노력한다. 그러나 에스터 하딩Ester Harding이 지적하였듯이, 아니무스는 실재하는 남성이 아니며, 그렇기 때문에 '왕보다 더 왕정주의적인 것처럼' 과장되는 경향이 있다. 더구나 아폴로적 아니무스는 훨씬 더 완벽주의적이고 엄격하다. 왜냐하면 그것은 여성의 가장 깊은 내면의 자연스러운 부분의 고유한 것이 아니기 때문이다.[95]

아니무스의 긍정적인 형식은, 여성에게 '자신이 원하는 것을 알고, 그것을 성취하기 위해 필요한 것을 행하는'[96] 남성적 속성을 제공하는 것이다. 그러나 아니무스의 부정적인 측면은, 여성으로 하여금 삶으로부터, 그리고 그녀의 자연스러운 에로스 또는 관계하는 능력에서 멀어지게 할 수 있다. 그러고는 너무나 이상화되어 도달할 수 없는 남성적 기준이, 흔히 '유령의 사랑ghostly love' 이라고 부르는 다른 대극의 내적 아니무스에 의해 보상된다.

그는 하멜린의 '피리 부는 사나이Pied Piper'처럼 유혹적인 노래를 불러, 모든 것이 가능하지만 어떤 것도 실현되지 않는 환상의 세계로 여성을 끌어들인다.[97] 그는 그녀를 백일몽과 환상 속에 고립시킨 다음, 백마를 탄 기사가 오지 않고 잠자는 숲속의 공주가 헛되이 왕자를 기다리는 지루한 현실에서 탈출하도록 도와준다. 그의 이러한 알코올중독의 양태는 디오니소스를 생각나게 한다. 왜냐하면 디오니소스는 가장 강력하고 유혹적인 아니무스 상이며, 여성을 지배하는 힘과 그녀에 대한 헌신으로 유명하기 때문이다. 불행하게도 그의 이러한 헌신은 그녀의 육체적 · 정신적 삶에 파괴적인 결과를 가지고 오는데, 이는 그녀가 일상생활의 어려움과 문제를 다루는 데 필요한 에너지를 빼앗아가기 때문이다. 엠마 융은 다음과 같이 이야기하였다.

> 이러한 경우가 발생하면, 우리가 들어가는 세계는 다소간 의식적인 환상이거나 요정이 사는 세상으로서, 그곳에서는 우리가 원하는 모든 것이 이루어지거나 어떤 다른 방식으로 현실 세계에 대한 보상이 이루어진다. …… 우리는 어딘가로 멀리 왔다고 느끼지만 그곳이 어디인지 알지 못하며, 심지어 제정신으로 돌아왔을 때에도 그동안 무슨 일이 일어났었는지 말하지 못한다.[98]

술로 인한 기억 상실blackout을 이보다 더 멋지게 기술할 수 있을까! 그러나 그렇게 멀리 가지 않더라도 우리는 여성 음주자의 이야기에서 환상에 관한 유혹적인 충동을 쉽게 발견할 수 있다.

> 의사: 술을 마시면…… 나는 주임과장이 되고, 그보다 더 가장 실력 있는 의사, 가장 아름다운 여성, 가장 매력적인 소녀, 최고의 딸, 가장 멋진 친구가 되지요…….

비서: 술에 만취하면 나는 내가 되고자 했던 그러한 사람이 된 것 같아요. 매력적으로 느껴지고, 친구가 많다는 생각이 들죠. 심지어 스스로 미녀라고 생각하기도 하지요.

목사의 부인: 대학에서 열린 친목 파티에서 진저에일을 넣은 진을 한 잔 마셨을 때, 술이야말로 백일몽에서 상상하던 매력적이고 세련된 세계로 들어가는 마술 열쇠라고 확신하게 만들었어요.[99]

문제는 이러한 유령 연인 아니무스ghostly lover animus가 여성을 방해하는 것이 아니라 도움을 주는 역동적 힘으로 변환시키는 것을 포함한다는 것이다. 어떻게 이러한 것이 가능한지를 엠마 융은 다음과 같이 설명하였다.

> 영혼적 원리는 수혈된 피에 의해서, 즉 그것에 주어진 정신적 에너지로, 그 위험하게 강박적이고 파괴적인 성격을 잃고 독립적인 삶, 즉 자기 자신의 활동성을 받아들인다.[100]

이것이 흔히 단주모임에서 일어나는 일이다. 현실의 남성 또는 남성적 가치에 강박적으로 의존하는 것에서 사적인 것보다 우위인 가치를 인식하는 것으로의 이동이 일어나는 것이다. 이렇게 함으로써 여성은 유령의 연인에 홀리거나 남성과의 동일시에서 벗어날 수 있다. 이것은 종교적 태도, 다시 말해 초월적 가치에 대한 헌신을 의미한다.

그것은 새로운 의미와 만족을 분명히 가지고 온다. 단주모임에서의 자신의 경험과 연결지어 이야기하는 여성의 열정적인 증언으로 분명히 입증된다. 특히 그녀는 단주모임의 프로그램과 남성 회원이 회복에 중요한 요인이라고 말한다. 다른 여성 회원들이 도움이 되었다고 말하는 여성은 거의 없다. 이와 같이 프로그램의 영성적 부분이 파괴적이고 마술적인 디오니소스 아니무스를 변환시키는 토대일 뿐만 아니라 단주모임의 실제 남성도 이와 같이 영향을 주는 듯하다. 다음은 이에 관한 단주모임 여성의 이야기다.

> 이전의 나는 스스로의 독립성과 자립에 지나칠 정도로 자만하고 있었다. 그러나 그날 무엇 때문인지 나는 단주모임의 남성에게 도와달라고 요청하는 것이 가능해졌다. 그는 나의 요청에 응답하였으며, 그다음 주에 나에게 멋진 12단계를 가르쳐 주었다. 그는 비행기를 놓쳤고 내가 회복의 과정을 시작할 수 있도록 중요한 업무를 취소하였다. 그는 사정없이 꾸짖는 사람이었으며, 또한 진지하게 단주모임 이야기를 해 주었다. 그는 내가 기대어 울 수 있을 만큼 의지가 되는 사람이었고, 나를 강하게 이끌어 처음으로 회의에 참석하도록 하였다.

> 여성 알코올중독자는 정신과 병원에서는 무시되거나 또는 먼 곳에 숨겨지는 라틴 국가에서, 남성 집단 가운데 내가 유일한 여성이라는 것은 문제가 되지 않았다. 우리나라에서는 '그'라는 뜻의 파드리노 padrino란 단어가 단주모임에서 후원자를 의미했다. 그 단어는 '대부'라는 뜻도 있는데, 나는 그러한 의미가 매우 적절하다고 생각했다.

나는 나의 '대부' 파드리노와 단주모임 집단에 마치 신생아처럼 의지했었다.

내가 문을 열었는데, 그곳에 여섯 명의 남자가 있었다. 나는 그들이 이야기하는 것을 듣고 또 들었다. 그 남자들 중 하나가 나에게 말했다. "당신은 술병을 들고 마음대로 할 수 있습니다. 마셔도 좋고 쏟아 버려도 좋습니다. 그것은 당신의 삶이지, 나의 삶이 아닙니다."

동지가 된 이래로, 나는 내가 있는 이 서부 주의 거의 대부분의 모임에서 유일한 여성이었다. 내가 우리 집단이 아닌 외부 모임에 참석할 때면, 사람들은 내가 여성 알코올중독자의 어떤 깊고 어두운 비밀을 폭로해 주기를 바라는 것 같았다. 그런데 나는 그렇게 하지 못했다. 왜냐하면 나는 그러한 비밀을 알지 못했기 때문이다. 그러나 내가 여성이라고 해서 어색하다거나 또는 환영받지 못한다고 느껴 본 적은 결코 없다. 그리고 내가 여성이라고 해서 단주모임의 토론에 부적절하다는 이야기를 들어본 적이 없다. 우리 모임의 남성 구성원들은 내가 매우 어려울 때 우정, 성실, 도덕적 지지, 신뢰와 존중을 보여 주었다. 정말 고맙게 생각한다.[101]

만취에서 절주로 변화하는 과정에 주요한 영향을 준 것이 현실의 남성이 아닌 경우에는, 단주모임의 슬로건이나 캐치프레이즈 등이 그 역할을 대신했을 수 있다. 그것들은 실제 경험을 요약해 놓은 것이며, 현실에서 취해야 할 태도를 강조해 놓은 것이다.

나는 울음을 그치고 노력하는 삶을 시작했다.

이 프로그램에서 내가 배운 것은 두 가지다. 첫째, 나는 술과의 이길 수 없는 전쟁을 하고 있다는 사실을 완전히 받아들였다. 그리고 전쟁에서 패배함으로써 나는 승리할 수 있었다. 둘째, 나는 내 자신을 변화시켜야 했는데, 그 이유는 세상이 '이 불쌍한 늙은 나'에 맞추기 위해서 변화하지는 않을 것이기 때문이었다. 그래서 나는 유치한 짓을 그만두고 성장해야만 했다.[102]

앞에 제시된 진술은 '자신이 하고 싶은 것을 알고, 그것을 성취하기 위해 무엇이 필요한지를 아는 것'이 남성성이라고 했던 융의 정의를 상기시킨다. 단주 프로그램은 아니무스의 말과 의미와 관련된 측면을 표상하는 것처럼 보이며, 한편으로는 단주모임의 슬로건과 캐치프레이즈, 그리고 그것을 이야기하고 행동으로 실천하는 남성 구성원은 아니무스의 긍정적인 힘과 행동의 측면을 표상하는 듯하다. 이렇게 네 가지 형식이 함께 발견된다. 엠마 융은, "여성적 요소는 남성적 요소인 아니무스의 수습 등 우회로를 통해 적절한 자리를 찾을 수 있다."[103]라고 이야기했다. 그렇다면 단주모임은 디오니소스적-아폴로적 갈등이라는 측면에서, 그리고 분열된 아니무스의 측면에서 이를 위한 환경을 제공하는 것이라고 볼 수 있다.

남은 문제는 물론 여성 자신과 관련된다. 만약 단주모임의 치유하는 힘이 아스클레피안오스적 태도처럼 걸출한 남성적 가치에서 나오는 것이라면, 그리고 만약 여성의 알코올중독이 주로 아니무스의 병이라면 여성성은 어떻게 되는가? 그것은 어디에 있으며, 무엇이 될 것인가?

이러한 질문에 답을 하기 위하여 마지막 4장에서는 단주모임의 구성원인 몇몇 여성 알코올중독자의 이야기를 자세히 살펴볼 것이다. 그녀들의 개인력에, 내가 분석했던 다른 여성 알코올중독자의 사례에서 취한 꿈의 자료를 보완하였다.

4

여성
알코올중독자

네 명의 이야기

여기에 제시된 네 명의 여성은 중상류 계층으로, 기본적인 사회적 배경이 동일하다. 모든 여성이 프랑스인은 아니지만, 네 사람 모두 파리에 살고 있었다. 이러한 것들이 알코올중독의 '원인'이 되는 환경으로 부족하다고 반대하는 사람이 있을 수 있고, 그래서 특별히 알코올중독에 취약한 것으로 알려져 있는 빈민가 출신이나 상류 사회 출신은 아닌지 질문할 수도 있을 것이다. 또는 타국에 사는 사람에게 미치는 특별한 문화적 압력의 효과에 대해서 질문할 수도 있다.

그러나 내가 아는 많은 여성 알코올중독자는, 그녀가 어느 나라에 살고 있든 음주 양식이나 태도에 큰 차이는 없었다. 이러한 개인적인 경험과 내가 읽은 알코올중독 관련 서적들로, 나는 이 질병의 뒤에 있는 심리 및 원형적 양상이 외적 환경과 상관없이 비슷하다는 확신을 가졌다. 제시된 네 명의 여성은 전형적인 본보기다. 그녀들은 그저 내가 접근할 수 있는 단주모임의 회원이면서, 또한 내 연구에 관심을 보였기 때문에 선택되었다. 굳이 특별한 것이 있다면 그녀들이 프랑스인이라기보다는 국제적이고, 융심리학과 마찬가지로 단주모임도 국민적 정체성이나 언어의 깊숙한 이면에 있는 인간 실재에 상응하기 때문에 다양한 문화에 적용할 수 있었다는 것이다.

꼴래뜨

꼴래뜨Colette는 보쥬 광장Place des Vosges, 역주-프랑스의 가장 오래된 광장 중 하나 근처의 보수공사를 마친 대형 아파트에 살고 있다. 그 아파트는 몇 년 전까지만 해도 매우 낡았었지만, 부유한 부부들과 전문직 종사자들이 이사 오기 시작한 이후 한때 우아했던 그 황폐한 건물을 고치기 시작하였다.

꼴래뜨의 남편은 성공한 사업가이고 파리의 언론계에서 성공한 독일인으로, 파리에서 그녀를 만나 결혼하였다. 40대이지만 30대로 보이는 그녀는 최신 유행에 맞추어 옷을 입고 다녔다. 그녀는 십 대인 두 자녀와 남편을 돌보고, 사회활동을 즐기면서 바쁜 생활을 하고 있었다.

부모와 아동기 꼴래뜨 아버지의 부모는 출신 배경이 극과 극이었다. 즉, 그녀의 할아버지는 귀족가문의 후예였지만, 그녀의 할머니는 신분이 낮은 노동계층 출신이었다. 그녀의 아버지는 양 계층간 결혼의 산물이었다. 그녀의 아버지는 평생을 열심히 일하였고, 아주 '책임감 있고' 근면하였으며, 마침내 큰 회사의 사장이 되었다. 꼴래뜨에 의하면, 그녀의 아버지는 '할아버지 쪽 선조들의 교양 있는 취향과 19세기의 신사적인 태도'를 유지하였다. 이러한 태도는 결코 해결되지 않은 채 자주 그의 행동으로 표출되어 갈등의 원인이 되었다. 그는 실제로 자신의 직업에 헌신하지는 않았다. 비열한 음모와 무미건조하고 행정적인 자질구레한 일로 가득한 직장 생활은 그에게 좌절을 주었다.

"아버지는 철학자나 신학자가 되는 것이 좋았을 거예요."라고 꼴래뜨가 말하였다. 자기 자신과 자신의 삶에 대한 실망은 그를 강박적으로 만들었는데, 아마도 그것이 '금지된' 욕망이나 후회를 멈추게 하는 유일한 길이었을 것이다. 꼴래뜨의 아버지는 가족에게 솔직하지도 않았고 그렇다고 폭력적이지도 않았다. 그는 감정이나 애정 표현을 거의 하지 않았고 말이 없었다. '그는 우리에게 최선을 기대'했기 때문에, 칭찬을 거의 하지 않고 항상 '점잖게' 비난을 하였다. 그는 '~는 할 수 있어야 한다.' '만일에 ~할 수 있다면'과 같은 말을 즐겨 하였는데, 이러한 표현에는 다른 삶에 대한 자신의 갈망과 이러한 갈망을 자녀에게 주입시키려는 의도가 어느 정도 담겨 있었다. 꼴래뜨는 "나는 아버지가 실제로 살았던 삶보다 더 넓은 시야를 갖고 있다고 느꼈지만 실제로 변화하려는 노력을 전혀 하지 않았어요."라고 말하였다.

꼴래뜨는 지적인 호기심과 제한된 부르주아적 지평을 초월하려는 끊임없는 욕구를 아버지에게서 물려받았다. 아버지와 딸은 결코 깊은 사적인 수준의 의사소통을 할 수 없었다. 두 사람은 모두 정서적 수줍음 때문에 억제하였으며, "일정한 거리를 유지해야 했다."라고 꼴래뜨는 말했다. 그러나 그녀는 어머니보다는 아버지에게 더 친밀감을 느꼈다. 사실, 그렇게 세련되고 멋있는 아버지가 왜 '엄마처럼 둔한 여성'과 결혼하였는지 이해할 수가 없었던 것이다. 그녀에게 어머니는 너무나 다른 사람이었다. 어떤 면에서 그 결혼은 그녀의 어머니가 아주 단순한 배경의 출신이라는 점에서, 그녀 아버지의 부모의 결혼과 유사한 것이었다 역주–꼴래뜨의 할아버지는 귀족 출신이었고, 할머니는 노동계층 출신이었다. 어머니는 숙고하기보다는 행동하는 것이 먼저였고, 융학파의 용어로 이야기한다면 일방적 감각형one-sided sensation type이었던 것 같다. 어머니는 꼴래뜨가 원하는 만큼 지적이지도 않았지만, '그녀는 항상 아주 바빴고, 집안일과 정원 일에 모든 시간을 보냈다.' 부모 사이의 이런 차이에도 불구하고 두 사람 사이에는 결코 어떤 기본적인 긴장도 없었다. "어머니의 가장 큰 장점은 아버지에 대해서 한 번도 나쁘게 말한 적이 없었다는 점이에요."라고 꼴래뜨는 말했다.

꼴래뜨의 어머니는 아주 드러나게 따뜻하거나 다정한 사람은 아니었다. '내가 예뻐 보일 때면 엄마는 즐거워하거나 듣기 좋은 소리를 함으로써' 자신의 감정을 드러내는 사람이었다. 어머니는 또한 꼴래뜨에게 자신이 매우 잘하는 가정 일을 배우기를 주장하였다. 그 당시 꼴래뜨는 반항적이었으며 그러한 가정 일을 좋아하지 않았다. 그러나 지금은 어머니의 초기 훈육에 감사한다고 이야기하였다. 특히 그녀는 거의 전문가에 가까운 매우 발달한 패션 감각이 어머니에게 물려받은 것이라고 생각한다. 어머니는 결혼 전에 패션디자이너로 일하였다. 그러나 꼴래뜨와 어머니의 관계는 결코 가까워지지 않았다. 꼴래뜨는 어머니가 그렇게 분주한 것에 분개하면서 비웃고 무례하게 행동함으로써 보복하였다. 꼴래뜨는 어머니가 '자신이 바라는 그러한' 어머니가 절대로 될 수 없음을 깨닫게 되었다. "어머니는 항상 참견을 하였고, 나에게 항상 무언가를 하도록 재촉하고는 했다." 결국 꼴래뜨는 "나는 어머니는 평가절하하였고 아버지는 그렇게 되려고 애쓰지 않았던 지적이고 사려 깊은 삶의 가치를 치켜들었다."라고 하였다.

어머니와 딸의 이러한 긴장은, 꼴래뜨가 최근 음주를 시작할 때까지 몇 년 동안 계속되었다. 이런 예는, 남편이 친정 부모의 도움을 받고자 했을 때 꼴래뜨가 전화로 아버지만 오시라고 말한 것에서 볼 수 있다. 부모님이 함께 보르도에서 한밤중에 차를 몰고 집에 도착하자, 꼴래뜨는 "엄마는 항상 참견하고, 돈만 알고, 까다롭고, 자기 멋대로야."라고 비난하였다. 그 일이 있은 후에 어머니는 다시는 간섭하지 않았다. 꼴래뜨는 "그때가 유일하게 내가 나의 그림자를 실현해서 기뻤던 때다."라고 말하였다.

부모의 삶과 꼴래뜨와의 관계 모두에서 특별히 병적인 모습을 보인 것은 없었다. 자라온 환경과 가치관을 고려한다면, 그들의 태도가 매우 한정적이고 답답한 것도 이해할 수 있는 부분이다. 그러나 꼴래뜨의 어머니가 강박적으로 바쁘고 가사에 철저했던 것은, 그녀의 에너지가 보다 개인적인 출구를 찾지 못한 좌절에서 온 것임에 틀림없다. 또한 사업에서 성공한 것을 제외하면 그녀의 아버지의 삶도 불만족스러웠는데, 이것도 그가 자신의 감수성sensibilities을 충분히 실현하지 못한 것을 반영하는 것이다. 어떤 면에서 그녀의 부모는 각자, 일반적으로 규정된 여성의 역할이나 남성의 역할을 지키며 살았던 것이라고 할 수 있다. 그러나 그 때문에 그들은 반대 성의 특성인 아니마와 아니무스를 의식화하지 못했다고 볼 수 있는데, 이런 특성이 그 부부에게는 특히 강했던 듯하다.

꼴래뜨에게 이것이 의미하는 바는 그녀가 자신의 삶뿐만 아니라, 부모가 '살아보지 못한 삶'도 살아가게 될 것이라는 점이었다. 명예와 매력에 대한 어머니의 열망은, 패션에 대한 꼴래뜨의 창조적 능력과 직감으로 나타났다. 그리고 아버지 자신이 관조적인 의문을 갖고 결코 탐색하지 않았던 그의 감수성까지도 말이다. 이에 더하여 꼴래뜨는 "부모님은 젊었을 때 정열적으로 미친 듯이 살아보지 못하셨어요."라고 하였다. 꼴래뜨는 부모님 인생에서의 이러한 틈새를 보상하는 이상으로 살았다.

생활사 꼴래뜨의 어린 시절은 행복하였다. 그녀는 특별한 질병을 앓지도 않았고 다른 문제를 보이지도 않았다. 그녀는 학교에서도 잘 지냈고, 학교 이외의 생활도 잘했다. 성적이 우수했기 때문에, 그녀는 리세lycée, 역주–프랑스의 국립고등학교에서 대학입학 준비반에 다니는 극히 소수의 여학생 중의 하나였다. 당시 그러한 교육은 주로 남학생을 위한 것이었다. 인기가 많아서 친구들이 따랐던 꼴래뜨는, 자신에게 잘 맞았고 또 사랑받으며 자란 중산층의 가정환경에서 성장하는 것이 즐거웠었다고 하였다. 그녀가 느꼈던 유일한 문제점은 미래에 대한 가능성이 좁다는 것이었다. 그녀는 가족과 친구들이 보고 경험하는 이상으로 나아가고 싶었고, 그저 집에 안주하여 그녀를 기다리고 있을 예측 가능한 생활에서 벗어나기를 바랐다. 그래서 꼴래뜨는 열일곱 살이 되었을 때, 영국에서 1년을 보낼 수 있는 장학금을 경쟁 끝에 따냈다.

영국에서 귀국할 때, 그녀는 배우가 되기 위해서 연극학교에 다닐 계획을 갖고 있었다. 그러나 그녀의 부모는 그 생각을 철저하게 무시해 버렸다. 아버지는 그녀가 경영대학원을 졸업하고 행정비서로 취직하기를 강하게 권유하였다. 그러나 꼴래뜨에게는 더 재미있는 어떤 것, 즉 '자유로움'에 대한 열망이 여전히 강했다. 그래서 남자 친구가 청혼했을 때, 그녀는 기쁘게 받아들였다. 남자 친구는 그녀와 같은 배경의 출신이었고, 장래가 유망한 직업을 가지고 있었다. 꼴래뜨의 부모도 결혼을 승락하였다. 그녀처럼 젊은 여성에게 그 일은 평범한 것처럼 보였지만 꼴래뜨에게 그것은 다른 무엇보다도 다시 가족과 조국을 떠나는 방법이었다. 왜냐하면 그녀의 어린 신랑은 남아프리카에서 직장생활을 할 예정이었기 때문이다. 고향에서 성대한 결혼식을 올리고 그녀와 그녀의 남편은 바로 남아프리카로 출국하였고, 꼴래뜨는 다시 모험이 시작되었다고 생각했다.

결혼 생활은 성공적이지 않았다. 그녀와 남편 모두 성적으로 경험이 없었고, 공통적인 관심사가 없었다. 그러나 자신이 처한 현실을 깨닫자, 꼴래뜨는 자신의 환경을 최대한 활용하기로 마음먹었다. 그녀는 대부분의 유럽 식민지에서 발견할 수 있는 사회 활동에 전념하였다. 그것은 그녀가 집에서 멀리 떨어진 곳에서 성숙하고 성장하는 과정이라 느끼게 했다. 또한 그녀는 자신의 배경이 가로막았던 일을 경험하려고 노력하였다. 이것이 그녀가 술을 마시기 시작한 때이기도 하다.

음주력 꼴래뜨는 십 대 후반에 술을 마시기 시작하였다. 그것은 그녀의 환경과 사회 생활의 일부였다. 꼴래뜨의 부모는 술을 많이 마시지 않았지만, 식사 시간이나 축제 때 포도주 마시는 것을 당연한 것으로 생각하였다. 그때부터 그녀에게는 사회적 모임에서 규칙적으로 음주하는 것이 자연스러운 것이 되었고, 그러면서 청소년에서 숙녀가 되었다. 이것은 그녀가 어린 신부였던 20대 초까지 계속되었다. 음주는 남편의 사업과 사회적 환경의 일부였고, 또한 그녀가 성장하였던 환경보다 훨씬 세련된 생활 방식으로 들어가는 입문식이기도 했다. 그러나 그녀는 포도주를 마심으로써 '근심이 없어지고 쾌활해지는 것'을 일찍부터 의도적으로 추구하였음을 알고 있었다. 음주는 성인으로 성장하는 데 '그저' 무해한 장식품만은 아니었던 것이다.

그녀는 남편과의 사이가 멀어지면서, 복수하는 심정으로 '자유분방하고 달콤한Bohemian, dolce vita' 삶의 방식으로 빠져들었고, 음주는 이러한 생활의 중요한 일부가 되었다. 그녀는 내부 그룹의 일원인 것처럼 보이기 위해 더욱더 술을 마셨다. 꼴래뜨가 확신했던 것은 아니었지만, '달콤한 삶과 자유분방함'이 그녀에게 의미했던 것은 대담하고, 관습에서 자유롭고, 아동기에 경험한 규칙과는 반대되는 모든 것을 의미하였다. 그녀는 자주 술에 취했고, 처음으로 그녀에게 일어나는 일에 두려움을 느끼기 시작하였다. 이렇게 몇 달을 보낸 어느 날, 그녀는 심한 두려움을 느꼈던 자신을 혐오스러워하며 숙취상태에서 일어났다. 그래서 이제 일을 그만두고 이 건강하지 않은 상태에서 벗어나 조국으로 귀국하기로 결정하였다.

프랑스로 돌아온 그녀는 남편과 이혼하고 직장을 잡았다. 그것은 명예가 있는 높은 자리였다. 그리고 업무상 점심식사와 친목도모를 위한 저녁 모임 등으로 다시 규칙적으로 음주를 시작하였다. 꼴래뜨는 남들처럼, 그러나 과도하지 않게 술을 마셨다. 왜냐하면 그녀에게는 일이 무척 흥미로웠고, 자신의 독립적인 생활이 너무나 소중해서 명예를 손상시킬 수 없었던 것이다. 당시에 술은 전문직 사회에 속하는 것이었다. 꼴래뜨에게는 음주 자체가 목적은 아니었으며, 자신에게 중요한 것을 지켜나가는 것에 어려움이 없었다.

그러나 그녀가 두 번째 남편과 결혼했을 때 다시 문제가 시작되었다. 남편은 업무 때문에 만났던 젊은 독일인이었다. 그들은 프랑스에서 독일의 큰 도시로 이주하였는데, 그가 독일에서 '큰일'을 시작하기를 원했기 때문이다. 그녀는 잠시 일을 했지만, 둘째를 낳고 나서는 그만두어야 했다. 이것은 그녀에게 큰 좌절감을 안겨 주었다. 왜냐하면 그녀의 '자유분방한' 독립적 성향을 위협하였기 때문이었다. 새롭게 주어진 어머니-가정주부의 역할 때문에 그녀는 자유를 상실했다는, 더 나아가 정체감이 상실되는 고통까지 느꼈다. 그녀는 이렇게 예기치 못했던 감옥에서 자신을 '구해 줄' 어떤 일이든, 심지어 외도까지도 갈망하였다. 그러나 그녀가 자란 청교도적 배경이 그녀를 절제시키지 않아도, 남편을 향한 진실한 사랑이 그녀를 자제시켰다. 이후 그녀는 점점 좌절되고 낙담하게 되었다.

동시에 그녀의 남편은 새로운 환경에서, 그리고 그의 직업 세계에서 성공하는 데 어려움이 있었다. 그래서 꼴래뜨는 자신의 문제뿐만 아니라, 이제는 미래에 대한 깊은 불확실성과 경제적인 불안정까지 겪게 되었다. 불안이 잇달아 더해지면서 이러한 불안이 완화되기를 원했는데, 그때 가장 쉬운 방법이 음주였다. 당시 사람들이 항상 폭음을 일삼는 그러한 환경에 있었기 때문에, 그녀가 자신에게 적당한 주량을 넘기면서 술을 마시더라도 아무도 알아채지 못하였다. 시간이 가면서 그녀는 집에서 직접 음식을 하게 되었다. 그것은 그녀가 여전히 자신의 창조성을 표현할 수 있는 유일한 방법 중의 하나였다. 또한 그것은 부엌에서 혼자 술을 홀짝거릴 기회도 만들어 주었다.

훗날 부부가 프랑스로 돌아왔을 때, 그 양상은 악화되었다. 이번에는 경제적인 불안정이 더 이상 문제가 되지는 않았다. 그녀의 남편은 성공하였고, 그들은 남편이 일하는 파리 교외의 좋은 집으로 이사하였다. 그러나 외부의 방해가 거의 없이 그저 부인 역할만 하며 고립되어 있었을 뿐만 아니라, 그녀는 운전을 하지 않아 쉽게 움직일 수 없었기 때문에 상황은 전보다 더 나빠졌다. 전에는 적어도 도시에 살았고, 또한 생존하기 위한 투쟁이 그 자체로 긍정적인 긴장을 야기했었던 것이다. 그러나 이제 그녀는 갇혀 있고 억압되었다고 느꼈다. 그렇게 아침부터 술을 마시기 시작하였다. 술을 마시며 그녀는 점차 자신이 다시 매혹적인 직업을 갖고 능동적으로 일을 하는 매우 신나는 삶을 공상하며 백일몽에 빠져들고는 하였다. 그러면서 그녀의 내면에 어떤 것이 반응하였고, 그녀는 어머니와 부인으로서의 의무를 다하면서 집에서도 할 수 있는 번역일을 찾아내었다. 그 일을 함으로써 꼴래뜨는 오후가 될 때까지는 첫 잔을 시작하지 않을 수 있었다. 그러나 와인은 그녀에게 '보상'이 되었고, 오후 내내 마셨다. 그녀의 남편이 돌아왔을 때, 꼴래뜨는 이미 술에 취해 있었기 때문에 남편은 화를 내기 시작했다.

그녀는 다시 자제하려고 노력하면서, 이번에는 집안일을 그만두고 전일제 일을 하게 되었다. 그러나 그 일은 음주가 용인될 뿐만 아니라, 더 나아가 음주가 필요하고 세련된 것으로 생각되는 자리였다. 그녀는 자신의 전문적인 능력으로 아이들을 돌보는 데 충분한 월급을 받았다. 그래서 그녀는 세상에서 자신의 야망을 자유롭게 만족시킬 수 있었다. 그러나 일단 이것이 증명되자 그녀는 다시 음주를 시작하였다. 직장에서는 점심시간에, 그리고 오후에는 가방에 있는 휴대용기에 담아 놓은 술을 마셨고, 집에서는 매일 저녁 술을 마셨다. 그렇게 매우 바쁘게 일했기 때문에 자신은 '그렇게 음주할 자격이 있었던' 것이다.

이제 자주 기억 상실이 나타났다. 자신에게 무슨 일이 일어나고 있는지 두려워하다가, 그녀는 통제력 상실에 대한 해결책을 찾고 싶다는 희망과 함께 분석을 받기 시작하였다. 분석은 강한 전이transference와 새로운 심리적 요인을 발견할 때의 흥분으로 잠시 도움이 되었다. 그녀는 '정상'으로 돌아가기를 희망하면서 직장을 그만두었다.

그러나 그녀는 곧 이전보다 더 술을 많이 마시기 시작하였다. 결국 남편과 분석가 둘 다 무기력해졌다. 그녀의 남편은 꼴래뜨의 상태를 이해하지 못한 채 그저 화를 내거나 비난하기만 하였다. 그녀의 분석가는 문제의 근원에 이르려고 노력하였지만 허사였다. 그녀는 그때 두 사람 모두에게 배신감을 느꼈다. 누구도 그녀를 이해하지 못하였던 것이다. 그녀의 남편과 분석가가 며칠 동안 멀리 가 있는 동안, 마침내 상황은 파국에 이르렀다. 그녀는 닷새 동안 밤낮없이 쉬지 않고 술을 마시는 연회에 참석하였다. 그녀의 남편이 돌아왔을 때, 남편은 너무나 두려워서 한밤중에 분석가에게 전화를 걸었다. 분석가가 달려왔지만 할 수 있는 일은 많지 않았다. 이러한 상황이 너무나 수치스러웠던 꼴래뜨는 마침내 자신이 얼마나 심각한 상황인지를 깨닫게 되었다. 분석가의 충고를 받아 그녀는 단주모임에 참석하였으며, 그 후로 술을 마시지 않았다.

현재 상황 꼴래뜨는, 과거를 회고해 보면 음주는 그녀에게는 현실에서 파괴된 자신의 내적인 꿈의 세계와 매우 이상적인 사랑, 그리고 삶에 대한 일종의 신비적 참여participation mystique라고 하였다. 술을 마시면, 그녀는 완벽한 연인과 함께할 수 있었고, 직업적으로 크게 성공하는 환상을 즐길 수 있었다. 즉, '여신goddess'이 될 수 있었던 것이다. 술은 무엇이든 가능한 세상으로 들어가는 다리가 되었다.

사회적 맥락, 특히 남성과 함께하는 경우에, 음주를 하면 평소에는 자제하던 것을 경험할 수 있게 하였다. 음주는 타부금기 taboo를 제거하고 '제멋대로'라는 감정을 일으켰다. 음주를 하면 그녀는 페르소나persona에서 벗어나, 거리낌 없이 심지어는 불쾌하더라도 자신이 생각하는 것을 대담하게 이야기할 수 있었다. 다시 말해서 꼴래뜨는 '사실이지만 이야기하지 않는 것이 더 좋을 수 있는' 것도 말할 수 있었던 것이다. 남자들과의 관계에서, 그녀는 자신이 억제되지 않고 있으며, 디오니소스적이라고 느낄 수 있었다.

그러나 이제 꼴래뜨는 술을 마시지 않는 것에 감사하고 있다. 두려움과 음주에 대한 갈망이 유쾌한 결과를 대치했던 그 가장 최근 단계의 기억은 그녀로 하여금 음주의 그 어떤 욕망도 멀리하게 만들었다.

특히 그녀는 혼자서 술 마시는 상황을 생각하고 싶지 않다고 말했다. 그녀는 그것이 가장 두려운 상황이었다고 하였으며, "대가가 너무 크다."고 하였다. 계속 심층적인 분석을 받으면서, 그녀는 여전히 많은 환상적인 삶에 접근할 수 있지만 이제는 그것을 통제하고 이해할 수 있게 되었다. 그녀가 생각하기에, 혼자 술을 마시는 것은 무의식으로부터 너무나 많은 자료가 의식으로 올라와 현실에서 지나치게 멀리 벗어나도록 만드는 것이었다. 그러나 그녀는 술의 디오니소스적인 효과를 그리워하였다. 그것은 억제를 느슨하게 하고 자신을 이완시키며 더 비합리적이 되도록 허용하고, 자유스러운 방식으로 춤추고, 놀고, 자신을 즐길 수 있게 하였다. 그녀는 음주 후 술기운이 있을 때 '만났거나' 혹은 꿈꾸었던 '유령의 연인 ghostly lover'에 대한 애착을 지금도 가지고 있다고 말하고는 하였다. 그러나 이제 그녀는 이러한 갈망을 적극적 명상 active imagination 등으로 실현하고자 한다. 예컨대, 그녀는 그림 그리기에 깊이 몰두하였으며, 이것이 그녀에게 창의성과 내적인 애정 욕구의 생생한 출구가 된다고 하였다.

동시에 꼴래뜨는 점점 더 많은 시간을 가족과 보내고 있으며, 이전보다 훨씬 큰 만족감과 충만감을 느낄 수 있게 되었다. 때때로 그녀는 혼자 있거나 직업을 갖는 자유와 독립을 그리워했다. 그러나 지금 당장은 부인과 어머니의 역할 속에서 자신의 길을 찾고자 한다. 그녀는 더 이상 자신의 개성을 집단적 관습을 타파함으로써 표현할 필요가 있다고 생각하지는 않는다. 그보다는 자신에게 주어진 상황을 받아들이고 최선을 다하는 것이 임무라고 생각한다.

그것은 쉬운 일이 아니다. 그녀는 자유-책임, 결혼-열정의 대극

사이에서 자주 망설인다. 술을 마시지 않았을 때, 그녀는 재계財界의 아주 중요한 인물이 된 남편을 시중드는 것이 더 어렵다고 생각한다. 그러나 다른 많은 남편과는 달리, 그는 꼴래뜨가 단주모임에 참여하는 것을 지지해 주었다. 결국 지금의 이들 부부 관계는 두 사람이 함께 변화하고 노력한 결과라고 할 수 있다.

솔랑즈

솔랑즈Solange와 그녀의 남편은 19세기 살롱으로 유명한, 반은 지적이고 반은 관료적인 파리의 쌩-제르맹-드 프레St. Germain de Près에서 산다. 오늘날 파리의 대부분이 현대화되었다고 하여도, 이곳은 여전히 고전적인 매력이 있는 지역이다. 솔랑즈의 아파트는 고풍스럽게 장식되어 있는데, 그 지역 주민의 생활 방식과 배경이 반영된 것이다. 삼십 대 후반인 솔랑즈는 청바지보다는 샤넬 옷이 더 편한 매력적인 여성이다. 그녀는 꼴래뜨와는 달리 파리에서 태어나서 성장하였다.

부모와 아동기 그녀의 부모는 비슷한 사회문화적인 배경의 출신이었다. 부모 모두가 '오뜨 부르주아지haute bourgeoisie, 역주-중산층 중에서도 상류층인 계급'였다. 그러나 그들은 기질적으로 아주 달랐다. 솔랑즈의 아버지는 가업을 물려받아 부유하고 원만하게 사는 삶에 만족하는 사람이었지만, 그녀의 어머니는 명예와 권력에 대한 욕망에 사로잡힌 사람이었다. 그들의 결혼 생활은 이 때문에 삐걱거렸다. 솔랑즈가 아홉 살 때 어머니에게는 애인이 있었는데, 그는 아버지보다 사업적으로 유명하고 권력이 있는 사람이었다. 솔랑즈는 하인에게 이러한 이야기를 들어서 알게 되었다. 그녀는 감히 이 사실을 입 밖에 내지는 못했지만, 어머니가 애인을 맞이할 때면 '닫힌 문 뒤에서 어떤 일이 벌어지고 있는지' 무서웠던 기억이 있다.

나중에 아버지도 매우 어린 정부를 두었다. 이에 관해서도 솔랑즈는 아버지가 그녀와의 관계가 끝났을 때 얼마나 괴로워했는지만을 기억한다. 솔랑즈는 아버지와 정부의 관계가 왜 끝났는지 알지 못했으며, 또한 감히 그것을 물어볼 수도 없었다. 그녀가 기억하는 것은 '아버지가 너무나 불행해 보였지만, 이유를 알 수 없었다는 것'이다. 아버지와 어머니는 이렇게 서로 맞지 않았지만, 이혼은 절대 하지 않았다. 그 결혼은 아버지가 돌아가실 때까지 외견상 유지되었다. 아버지가 돌아가신 후, 어머니의 애인은 솔랑즈에게 도움을 주는 '아저씨'가 되었다. 그러나 솔랑즈는 그가 가족과 무슨 관계인지 누구에게도 말하지 않았다.

솔랑즈와 아버지와의 관계가 나빴던 것은 아니다. 그녀는 "아버지는 따뜻한 사람이었지만 나약하셨다."라고 말했다. 아버지는 열심히 일한 후 쉬는 것을 즐기는 소박한 사람이었다. 또한 친구가 좋아서 사회생활을 했지 명예를 좇지는 않았다. 아버지는 솔랑즈를 낙담시키지도 않았고 오히려 격려해 주었다. 그녀는 아버지와 진실한 대화를 할 수는 없었지만, 따뜻함과 긍정적인 연대감을 느낄 수 있었다.

아버지와는 매우 대조적인 어머니에 대한 솔랑즈의 경험은 이와는 매우 달랐다. 야망에 사로잡혔던 어머니는 남편이 박사학위를 취득하지 못한 것을 결코 용서하지 않았다. 어머니에게 그 정도의 부와 지위는 충분한 것이 아니었다. 그녀는 '박사의 사모님'이 되기를 열망하였으므로, 아버지가 은퇴하자 학위를 받도록 하기 위해 다시 대학에 복학하도록 하였다. 그러나 그 첫해에 아버지가 심장마비로 돌아가셨다. 솔랑즈의 어머니는 가업을 계속 운영하였고 노년에야 그만두었다.

솔랑즈는 어머니에 대한 어떤 좋은 기억도 없다. 그녀는 어머니가 끊임없이 자신을 '쓸모없는 것'이라고 말했다고 기억하였다. 어머니는 엄격하고 청교도적이어서 솔랑즈에게 '착한 소녀'가 되어야 한다고 강조하였다. 그리고 솔랑즈가 남자와 성적으로 문란하다며 자주 혼을 냈다. 무의식적 요소를 매우 놀랍게 억압함으로써 어머니는 자신의 그림자를 딸에게 모두 투사하여 솔랑즈가 남자와의 관계에 대한 죄의식과 두려움을 갖도록 주입하였다. 그러나 이와 동시에 어머니가 보인 위선은 솔랑즈로 하여금 그러한 타부taboo에 매혹되도록 만들었다. 그러나 어린 아이였던 솔랑즈는 그러한 복잡한 심리적 과정을 전혀 인식하지 못하였다. 그녀는 그저 어머니가 따뜻하지도 않고 자신을 사랑하지도 않는다고 느꼈을 뿐이다. 어머니가 솔랑즈에게 주입시킨 최고의 가치는 야망이었다. 그녀는 "사랑 때문에 결혼하는 것은 어리석다."라고 주장하면서, 솔랑즈가 한 방향으로 가도록 애썼다. 그것은 권력과 안정, 명예를 얻기 위해 가장 적합한 사람을 만나라는 것이었다. 그와 동시에 그녀는 정신신체 증상인 심장장애기질적으로는 어떤 이상도 확인되지 않았다를 이유로 솔랑즈를 꽉 잡았다. 만약에 솔랑즈가 떠난다면 자신은 죽을 것이라고 협박하였다. 어머니의 가치 기준에 의해 솔랑즈의 주체성, 여성성, 개성이 자리할 곳이 없었다.

어머니의 그림자인 그러한 질투, 소유욕, 비난 속에서 성장하였기 때문에, 솔랑즈는 자신에 대한 어머니의 기대에 쉽게 굴복하였을 수도 있었다. 그러나 솔랑즈는 그렇게 하는 대신에 어머니에게 반항하며, 벗어나려고 하였다. 그녀가 독립하게 된 후에 그녀는 어머니 대신 술에 굴복하기 시작하였다.

생활사 솔랑즈는 아동기에 물질적으로 부족한 것이 하나도 없었다. 그러나 정서적으로 '불쌍한 어린 부자 소녀'였다. 그녀가 말하는 자신의 아동기는 불행했다. 그녀의 어머니가 요구적이고 그녀를 인정하지 않았을 뿐만 아니라 어머니와 아버지가 가업으로 너무나 바빴기 때문에 그녀는 집에서 혼자 알아서 다 해야 했다.

그녀의 학교 성적은 보통이었다. 그녀는 특별히 좋아하는 과목도 없었고, 특별히 좋아하는 친구도 없었다. 불투명한 집안 분위기 때문에 그녀는 자신이 다른 아이들과 다르다고 느꼈고, 그래서 친구들을 집에 초대한 적이 거의 없었다.

사춘기에 그녀는 집을 벗어나 사회생활을 더 많이 하기 시작하였다. 그러나 솔랑즈가 이런 생활을 시작하자 어머니는 솔랑즈가 남자아이에게 관심이 너무 많다면서, 기숙사가 있는 학교로 전학을 시켰다. 솔랑즈는 이 강요된 추방에 곧 저항하기 시작하였다. 그녀는 여학생만 있고, 규칙이 엄격한 그 학교가 싫어서 향수병에 걸렸다. 그녀는 아버지에게 전화해서 자기를 데려가지 않으면 길에서 차를 얻어 타고 도망가겠다고 이야기했다. 그녀의 어린 나이와 배경을 고려하면 놀라운 선언이었다. 그럼에도 아버지는 데리러 오는 것을 거절하였다. 그러나 6개월간 끊임없이 반항한 끝에, 결국 솔랑즈는 집으로 돌아올 수 있었고, 사립 주간학교에서 학업을 마쳤다. 그녀는 학업이 뒤처졌지만, 남학생 급우의 도움으로 학업을 마칠 수 있었다. 처음으로 열심히 공부하였다. 그리고 공부하는 데 흥미가 없거나 너무나 싫었던 과목을 모두 이해하였다. 그때 그 남학생의 집안은 부유하지 않아서 장학금에 의존하고 있었다. 그래서 그는 시간을 낭비할 수 없었다. 그는 그녀가 전에는 전혀 경험해 본 적이 없는 생활 감각을 그녀에게 가르쳐 주었다. 그녀는 자신이 그런 과제를 다룰 수 있다는 것을 알고 새로운 자신감을 갖게 되었다.

부모님이 주는 용돈으로 충분히 살 수 있었지만, 그녀는 학교를 졸업하자마자 돈을 벌기 위해 독립하기로 결심하였다. 그녀는 어머니가 자신의 계획을 허락하지 않을 것임을 알고 있었으므로, 몰래 신문의 구인광고를 보고 면접을 본 뒤 첫 직장을 구했다. 그녀는 한 사업가의 비서로 채용되었다. 그 사업가가 일이 끝난 후 더 친밀한 관계를 원한 탓에 솔랑즈는 그 일을 오랫동안 하지는 못했다. 그러나 그녀는 이제 독립이 무엇인지 알게 되었고, 그래서 모델로 일을 계속하였다. 그녀는 그때 자신이 '매혹적'이라 생각했었다고 말했다. 그 일이 주었던 주된 보상은 높은 급여였다. 급여가 많았으므로 자유로울 수 있었고, 지금까지 금지되었던 쾌락을 즐길 수 있게 되었다. 그녀는 여전히 어머니와 함께 살고 있었지만, 현재 과부인 어머니가 솔랑즈처럼 젊은 여자에게 적절하다고 생각하는 그러한 직업과는 매우 거리가 먼 일을 하고 있었다. 그녀는 자신의 길을 갔다. 매력과 술이 분리될 수 없는 세련된 집단과 술집에서 즐거운 삶을 살았다.

그러다가 한 술집에서 첫 남편을 만났다. 그는 젊은 의사로서 공무원이었고, 가톨릭 신자였다. 처음에 양가는 모두 종교적인 차이 때문에 결혼을 허락하지 않았었다. 솔랑즈의 어머니는 좋지 않은 상황을 어떻게든 해결해 보려고, 사위에게 일을 그만두고 다시 학업을 시작하라고 설득하였다. 그렇게 전문의 자격을 따고 개업을 해 장차 많은 돈을 벌기를 바랐다. 그녀는 남편에게서 성취하지 못했던 것을 사위를 통해 성취하려고 하였다. 그는 장모의 요구를 따랐지만, 장모의 성취에 대한 압력, 그리고 개인적으로 즐겁지 않은 생활 때문에 점점 더 많은 술을 마시기 시작하였다. 그리고 2년 후 남편은 알코올중독으로 죽었다.

음주사 솔랑즈는 스물두 살이 될 때까지는 거의 술을 마시지 않았다. 집에서 음주는 일상생활의 일부가 아니었다. 학생일 때도 마시지 않았고, 일을 시작하고 1년 동안은 술을 마시지 않았다. 꼴래뜨와 마찬가지로, 솔랑즈가 중산층인 자신의 배경과는 매우 다른 알코올이 주는 즐거움을 발견한 것은 모델로서 일을 시작하고 난 후였다. 그녀는 멋진 술집을 알게 되었고, 곧 밤에 혼자 그곳에 가는 습관이 생겼다. 때로는 데이트가 있기도 했지만, 그보다는 잘 차려입고 혼자 집을 나와 술집이 문을 닫을 때까지 우아하고 화려한 솔로로서 마시는 것을 즐겼다. 그러나 모델 일을 그만두었을 때, 그녀는 시간은 많고 손에 돈은 줄어들었다. 그래서 그녀가 선택할 수 있는 술집은 점차 줄어들었다. 부유한 사람들이 국제적 사교모임을 자주 갖는 우아한 술집에서, 솔랑즈는 점차 하류층이 주로 이용하는 대중적인 술집으로 옮겨갔다. 마시는 술은 샴페인에서 값싼 포도주로 바뀌었고, 주로 밤에 혼자 다녔다. 그러나 그때까지는 낮이나 집에서는 절대 술을 마시지 않았다.

결혼 생활에서 그녀에게 음주는 주요한 소일거리였다. 차이가 있었다면 혼자서가 아니라 남편과 함께 마셨다는 점이다. 이들 부부에게는 실제로 가정 생활이라는 것이 없었다. 솔랑즈는 가정주부로서의 역할이나 보금자리를 꾸미는 것에는 관심이 없었다. 그들은 술집에서 저녁 시간을 보냈다. 남편이 공부 때문에 일을 그만두었을 때, 대부분의 시간을 또 술집에서 보냈다. 솔랑즈는 이 시기에 기억장애가 시작되었던 것 같고, 처음으로 매력이 아니라 '슬픔, 절망과 두려움'을 느끼기 시작했다고 회상하였다. 그러나 그녀는 부부가 모두 술을 마실지 말지를 이제는 선택할 수 없다는 것을 어린 남편만큼이나 깨닫지 못하고 있었다.

남편의 죽음은 술을 함께 마실 파트너가 없어졌으며, 인생의 목적을 상실했음을 의미했다. 그녀가 하루 종일 술을 마시기 시작한 것은 바로 그때부터였다. 그녀는 아침부터 마시기 시작하여 저녁에 곤드레가 될 때까지 쉬지 않고 술을 마셨다. 더 이상 잘 차려입으려고 노력하지도 않았고, 친구와 함께 마시러 나가지도 않았다. 그녀는 오직 체면 때문에 옷을 걸치고 밖으로 나가서 술을 사곤 하였다. 그렇게 산 술을 가지고 와서 집에서 혼자 마셨다. 술이 남편이 되었고,

꿈이 되었고, 그녀의 삶을 대신하게 되었다. 불행의 끝이 보이지 않았고, 마침내 자살을 시도하였다. 그 후 병원에서 의사의 소개로 단주모임을 알게 되었다.

단주모임에 참여한 후에 솔랑즈는 간호조무사로 일하기 시작하였다. 그녀는 그 첫해를 절주할 수 있었던 것은 다른 무엇보다 그렇게 일을 한 것이 큰 도움이 되었다고 이야기하였다. 이에 더하여 단주모임에서, 단주했을 때의 새로운 삶이 주는 모든 것을 알려 준 솔랑즈가 '존경'하던 두 남자의 지지도 받을 수 있었다. 이렇게 술을 마시지 않는 '허니문' 기간이 끝났을 때, 아이러니하게도 솔랑즈는 두 번째 남편을 만나서 약혼하였다. 그는 솔랑즈와 출신 배경이 비슷했지만 훨씬 나이가 많았고, 그녀는 자신이 알코올중독자임을 그에게 고백할 수 없을 것 같았다. 왜냐하면 그는 솔랑즈를 세련되고 가정교육을 잘 받은 젊은 여성으로 생각하고 있는 듯해, 그녀가 알코올중독자라는 것을 받아들이지 못할 것이라고 생각했던 것이다. 그녀는 그와 포도주, 샴페인, 칵테일 등을 마셨는데, 이는 그들의 바쁜 사회 활동이면서 결혼 준비였다.

그녀는 음주를 자제하고 정숙한 여자 같은 겉치레를 유지하면서 8개월을 보냈다. 그녀의 남편은 행복해했다. 그들은 함께 여행을 다녔고, 그녀는 매력적이고 세련된 젊은 부인의 역할을 잘 수행하였다. 그러나 그녀는 혼자만의 비밀과 벅찬 사회적 활동 사이의 긴장을 견딜 수 없게 되었다. 그녀는 비밀리에 다시 술을 마셨고, 술병을 감추기 시작하였다. 그녀는 사람들 속에서도 음주를 통제할 수 없게 되었고, 성격이 바뀌어 남편이 이혼을 제시할 정도로 공격적인 모습을 보이기도 했다. 결국 그녀는 완전히 무너졌고, 남편에게 단주모임과 자신의 음주 문제에 관해 털어놓았다. 다행스럽게 그는 그녀를 이해하였으며, 심지어 단주모임에 함께 여러 번 참석하기도 하였다. 또한 부인의 참여를 격려하고 자신도 알코올중독에 대한 이해를 증진해 나갔다.

현재 상황 솔랑즈는 현재 9년 이상 단주하고 있다. 그녀는 때로 정신과 의사를 만나서 위기 극복을 위한 도움을 받고 있지만, 대개 그녀가 의지하는 것은 단주모임의 동료이며, 남편에게는 정서적인 도움을 받고 있다. 이들 부부에게는 자녀가 없다. 그녀는 "아이들이 무섭다."라고 하였다. 그리고 남편이 전 부인과의 사이에 자녀가 있고, 또한 더 이상의 아이를 원하지 않아 기쁘다고 하였다.

지금 그녀의 인생은 매우 충만하다. 그녀는 남편의 사업상 여행에 동반하여 전 세계를 다니며 사회생활을 하고 있고, 어디를 가든 단주모임에 참석하고 있다. 그녀는 사실 알코올상담 훈련을 받았으며, 자신의 물리적 여건을 고려해 누릴 수 있는 여가를 즐기기보다는 가정과 해외의 국제 심포지엄에서 주어진 책임을 다하고 있다. 만일 누군가가 이러한 사실을 언급하며 칭찬하면, 그녀는 난처해하면서 "저의 인생은 단주모임에 참여하고서야 시작되었습니다."라고 소박하게 이야기한다.

로베르따

로베르따Roberta는 현재 파리 교외에 있는 멋진 지역인 누이Neuilly에 혼자 살고 있다. 현대식으로 지어진 아파트에 살고 있지만, 그녀는 실내 장식가로서 그곳을 따뜻함과 개성이 함께 담겨 있는, 전통과 현대가 공존하는 장소로 꾸며서 살고 있다. 이러한 장식은 산뜻하고 말쑥하며 멋지면서도 전통적인 그녀의 이미지, 즉 사무실에서 살롱까지 소화할 수 있는, 편하면서도 우아한 젊은 전문직 여성의 이미지에 들어 맞았다. 파리에 사는 외국인이지만 프랑스어가 유창하고, 모든 면에서 '파리 사람Parisienne'이 된 지 오래다.

부모와 아동기 로베르따는 대부분의 사람이 가톨릭을 믿는 브라질에서 신교를 믿는 중산층 가정에서 태어났다. 특별한 종교 교육을 받은 것은 아니지만, 가족의 종교적 배경 때문에 그녀는 친구들 속에서 이방인처럼 느껴졌다.

그녀의 부모는 모두 '훌륭한' 가문 출신이었다. 그녀의 아버지는 의사의 아들로 가구 회사에서 일하다가 후에 부사장이 되었다. 로베르따는 자기 아버지를 오히려 '낭만적인 탐험가 타입'이라고 하였다. 그녀의 어머니는 직업은 없었지만 가정에서 아주 창조적인 사람이었다고 하였다. 로베르따는 자신이 어머니의 예술적이고 미적인 취향을 닮았다고 하였다. 그러나 부모님은 로베르따가 다섯 살 때 이혼하였으며, 어머니가 돌아가신 몇 년 후에야 친척에게 이혼한 이유를 들었다. 어머니는 다른 사람과 사랑에 빠졌었고 그를 연인으로 생각했던 것으로 보인다. 소문이 퍼지면서 어머니는 '부정한 여인'으로 비난받았으며, 결국 아버지는 집을 나갔고 어머니는 언니와 로베르따를 키우면서 혼자 살았다. 그녀는 양육을 위해 최선을 다하였다. 정부와의 부정한 관계를 끝내고 스스로 반성하며 참회하면서 지냈으며, 자녀들이 완전히 성장할 때까지 다른 남자와 사귀지도 않았다.

한편 로베르따의 아버지는 규칙적으로 점심 식사를 하기 위해 집에 오고는 하였는데, 이로 인해서 그녀는 자신의 부모 관계와 가족에 대해 양가적인 태도를 갖게 되었다. 로베르따는 "싸울 때를 제외하고는 부모가 함께 있는 것을 본 기억이 없다."라고 하였다. 그녀는 아버지가 왜 자꾸 찾아오는지 알 수 없었으며, 또한 다른 무엇보다도 왜 아버지가 자신들을 떠났는지 도무지 알 수 없었다. 당시 그녀는 매우 어려서 "보호를 받았기 때문에 그러한 사실을 전혀 모르고 있었다." 그러나 그녀는 성장한 이후 아버지에게 적대적이 되었고, 아버지를 '조직적이지 못하고 파괴적이고 변덕스러운 사람'으로 간주해 버렸다. 그녀는 아버지와 거의 접촉을 하지 않고 지냈으나 훗날 아버지의 유럽 회사 중 하나가 있던 곳의 실내장식 회사에서 일을 하게 되었을 때, 아버지와의 연대감을 느끼기 시작하였다. 아버지는 유럽에 있을 때 그녀를 자주 방문하였으며, 그녀는 아버지가 찾아오는 것이 즐거웠다. 그것은 이제 있는 그대로의 아버지를 수용할 수 있게 되었기 때문이라고 했다.

로베르따는 "나의 어머니는 자녀에게 개방적인 분이었으며, 비판적이거나 과도하게 야망이 있는 분이 전혀 아니었다."라고 하였다. "어머니는 우리를 신뢰하셨으며, 우리가 어긋나지 않고 바르게 행동

할 것임을 안다고 말하시곤 했다." 하지만 그녀는 자녀, 특히 로베르따의 모든 생활을 알고 싶어 했다. 로베르따는 아침에 일어나서 식사를 하러 식탁으로 가는 것이 두려웠다고 했다. 왜냐하면 어머니가 식탁에서 그녀를 기다리고 있다가 "그래, 어땠니?" 하고 질문하였기 때문이다. 어머니는 저녁 파티나 학교생활의 모든 상세한 부분까지 캐물었다. 로베르따는 말하고 싶지 않았지만 어머니가 언짢아하는 모습을 보고는 결국은 말을 해 버렸다. 로베르따는 이것이 불쾌했지만, 무기력했고 또한 이야기하지 않고 비밀을 가지고 있는 것에 죄책감을 느꼈다. 그녀는 어머니가 덜 끼어들고 더 객관적이고 '엄격'했으면 좋겠다고 생각했다. 즉, 더 아버지 같은 모습을 기대했던 것이다.

어머니는 10년 전에 돌아가셨다. 그러나 그렇게 가까웠음에도 그녀는 어머니에 대해서 "여전히 나에게는 수수께끼예요. 어찌된 일인지 어머니에 관해서 전혀 알 수가 없었죠."라고 하였다. 로베르따는 어머니가 애써 유지하였던 공생관계 때문에 어머니를 독립된 다른 사람으로 인식하는 것이 어려웠다. 따라서 어머니의 숨 막히는 소유욕에서 벗어날 수 있는, 어머니에게서 분리된 개별적 인식을 갖지 못하였던 것이다.

로베르따는 "어머니는 항상 '네가 무엇을 원하든 너는 자유롭게 그것을 할 수 있다.'고 말씀하셨다."라고 하였다. 그러나 사실 그녀의 어머니는 로베르따를 과잉보호하고 가족의 비밀을 숨김으로써 그녀의 개성을 말살해 버린 것이다. 인생 말기에 어머니는 로베르따의 할머니에게 "큰딸에게는 확신이 있지만, 로베르따의 미래를 생각하면 '매우 걱정이 된다.'"라고 털어놓음으로써 어머니의 양가적인 태도를 실제로 드러냈다. 말로는 허용적이고 격려하는 듯했지만 무의식 속에 소유욕이 있었고, 로베르따의 능력에 대한 불신이 어머니의 이중 메시지였다.

지금도 여전히 로베르따는 때로 이런 '저주'의 영향을 받고 있어서, 대인관계나 업무에서 열등감과 무능함이라는 압도된 감정에 사로잡힌다고 하였다. 그녀는 "나는 다른 아이들보다 물질적으로 매우 풍족하고 특권이 있었는데도……."라면서 자신이 열등하고 무능하다며 스스로를 비난하였다. 로베르따는 느리게 자신의 정체성을 찾아가고 있지만, 빠져나오는 것을 시작하기도 전에 자신이 실패할 것이라는 어머니의 불신 속으로 점점 더 깊이 빠져들어 가야만 하였다.

생활사 십 대 후반까지 로베르따는 '정상적인' 십 대 청소년이었다. 그녀는 자신이 고집쟁이 기질이 있어서, 다른 아이와 문제가 생기면 화를 잘 냈다고 하였다. 네 살 때 이미 그녀는 자기 마음대로 되지 않는다는 이유로 집에서 도망치려고 했었다. 아버지가 그녀의 말을 곧이듣고 그녀가 가는 대로 내버려 두자, 그제야 그녀는 자신을 잃고 위축되어서 집으로 돌아왔다.

고등학교 때 그녀는 공부를 잘하였다. 남녀 친구 누구와도 잘 사귀는 예쁜 십 대 여학생이었다. 그 무렵 거의 항상 만나던 남자 친구가 있었는데, 키스 이상의 성적 관계는 생각하지도 못했다. 이것은 당시 문화적으로 대부분의 소녀에게 그랬다. 그녀는 그 시절 인기가 많았고 '구애받는 것'을 즐겼다.

열아홉 살이 되었을 때, 로베르따는 학교 선생님으로 1년을 일하였다. 그러나 그 일은 그녀에게 맞지 않았다. 그래서 직장을 그만두고 유럽으로 떠났는데, 그곳에서 그녀의 아버지는 브라질의 자기 회사와 거래를 하는 실내장식 회사에 로베르따를 입사시켜 주었다. 그녀는 큰 회사에서 일하는 것이 싫었지만, 그곳에서 자신과 관심이 비슷한 다른 여성을 만나게 되었다. 이후 그들은 함께 작은 실내장식 회사를 차렸다. 그리고 그녀는 아직도 그곳에서 일을 하고 있다. 그녀는 때로 변화를 원하기도 하면서, 교육을 더 받지 않은 것과 그녀의 언니처럼 그저 결혼하여 누군가의 부인이 되고 아이를 낳고 살았더라면 하고 후회하기도 한다. 이런 후회는 그녀에게 두려움을 주는 새로운 책임을 맡았을 때 한꺼번에 나타나고는 했다. 그녀의 파트너가 떠난 후, 로베르따는 혼자서 가게도 운영해야 했고 홍보도 해야 했다. 그것은 쉬운 일이 아니었다. 그녀는 전면에 나서 결정하는 것을 좋아하지 않았던 것이다. 그럼에도 계속 일을 해야 했고, 이제는 그것에 만족하고 있을 뿐만 아니라, 스스로 해낼 수 있다는 것을 증명하였다.

외국 생활 첫해에 그녀는 남편이 될 사람을 만났다. 그전에도 이탈리아인 약혼자가 있었지만 결혼을 앞두고 마지막 순간에 파혼하였다. 그는 그녀의 첫사랑이었지만 육체적인 경험이 기대에 미치지 못했던 것이다.

반면 그녀의 현재 남편은 프랑스 상류층 출신이었다. 그가 너무도 신사였기 때문에 그녀는 기뻐했다. 그러나 불행하게도 남편은 그녀보다 결혼 생활과 성에 대해 훨씬 더 순진하였다. 그들은 4년 동안 결혼 생활을 했고 법적으로 2년간 별거를 하였다. 남편과 살 때 그녀는 보호받고 안락한 삶을 누렸고, 직장은 그만두었다. 그녀는 “나는 그 세월 동안은 일을 할 수가 없었다. 나는 한 번도 디자인 책이나 펜을 집어 올리지 않았다.”라고 하였다. 상호 합의하여 이혼을 하였고, 두 사람은 지금도 친구로 지낸다. 별거 후에 로베르따는 자신의 아파트로 이사하여 다시 일을 시작하였다. 그리고 그녀의 음주도 더 심해졌다.

음주사 로베르따가 성장하는 동안에 집에서 술을 마신 적은 거의 없었다. 십 대 시절 크리스마스에 샴페인을 한 번 마신 기억이 있는데, ‘아주 행복했다.’고 느꼈었다. 그녀가 포도주를 먹어 본 것은 스물한 살이 되어 집을 떠나 유럽에 갔을 때였다. 그녀는 곧 ‘위스키나 맥주처럼 천박하지 않은 이 순수한 음료’가 자신을 무척 이완시킨다는 것을 알게 되었다.

곧 그녀는 매일 저녁 혼자 식사를 할 때도 포도주 반 병을 마셨다. 그렇게 함으로써 그녀는 향수병에 덜 시달렸다. 파티에서 술은 그녀에게 자신감을 주어 말을 더 많이 하게 만들고 활발하게 만들었다. 사람들은 그녀가 술에 약간 취했을 때를 더 좋아하는 듯했다. 술을 마시면 그녀는 그렇게 내성적이지 않아도 되고, 가만히 있지 않아도 되었다. 갑자기 어떤 말을 해야 할지 떠올랐고, 외국인이라는 불안감도 잊을 수 있었다.

결혼할 무렵 로베르따는 매일 술을 마시고 있었다. 그녀는 부엌에서 요리용 백포도주를 몰래 혼자 마셨으며, 회사에서 술을 마셨고,

파티에서는 여전히 어색하고 이방인처럼 느껴져 결국 지나치게 많이 마셨다. 대개 포도주를 마시면 그녀는 '이완되었다.' 그렇다고 시끄럽거나 난폭해지는 것은 아니었지만, 그녀는 거의 매일 술에 약간 취한 채 오후 내내 포도주를 홀짝거렸다. 결혼한 이후에는 불면증이 생겨 매일 저녁 잠들기 위해 포도주를 한 병씩 마시고는 했다. 그녀의 남편은 정말 신사였으므로 그녀를 비난하지 않았다. 그녀도 공격적인 알코올중독자라고 할 수는 없었다. 술을 마시면 그녀는 그저 마취가 되면서 덜 불안하였다. '완벽'하지는 않더라도 겁을 먹지 않고 파티를 열 수 있었다. 또한 바보같다고 느끼지 않으면서 대화를 할 수 있었다. 기억장애가 발생하기 시작하였지만 그녀는 운전을 못했기 때문에 재앙을 피할 수 있었고, 또한 용케 다른 사람과 문제를 야기하지도 않았다.

부부 사이가 멀어지면서 별거하기로 결정하자 그녀의 음주는 더 심해졌다. 그녀는 파티에서 많이 취해 '지나치게 말이 많고 사람들이 자신 말을 듣지 못했을까 봐 같은 말을 반복하는' 자신을 발견하였다. 이제 그녀는 모든 사회생활을 거부하고 집에서 혼자 술을 마셨다. 그녀는 일을 했기 때문에 낮에는 술을 마시지 않았는데, 이것은 그녀에게 "나는 정말로 문제가 있는 것은 아니야."라는 인식을 주었다. 그러나 매일 저녁 술을 마셨다. 그것은 그녀를 편안하게 만들었지만, 고향이 생각나게 하고 외롭다고 느끼게 하였다. 그래서 그녀는 갑자기 멀리 있는 옛날 친구가 생각나서 전화를 하고는 하였다. 사람과 접촉하고 싶다는 욕구가 절박하였다. 그녀는 그것을 거의 기억하지 못했지만 엄청난 전화요금 청구서가 그 대화의 유일한 증거가 되어 주었다. 그녀는 아침이면 바닥에 떨어져 가구에 타박상을 입고 깨어나고는 했으며, 출근을 하지 못하기도 했으므로 마침내 친구들이 개입하였다.

결국 로베르따는 브라질로 돌아갔고, 가족은 그녀를 병원에 입원시키려고 하였다. 그러나 그녀는 다시 한 번의 기회를 달라고 하였다. 그래서 유럽으로 다시 돌아갔는데, 우연히도 파리의 단주모임에서 활동하던 어릴 적 옛 친구가 연락을 해 왔다. 그녀는 그 모임에 참석하기 시작하였고, 결국 음주를 끝냈다.

현재 상황 현재 로베르따는 모든 것이 완벽하지는 않지만 자신의 생활에 만족하고 있다. 이러한 만족의 대부분은 그녀의 직업과 아파트에 기인하는 것이다. 이 두 가지에서 그녀에게는 커다란 변화가 있었다. 직장에서 그녀는 점점 많은 책임을 지고 있다. 술을 끊기 전에는 결코 경험할 수 없었던 일이다. 또한 그녀는 자신의 큰 새 아파트를 장식하고 꾸미는 모든 것을 감독하기 시작했다. 두 가지 일이 그녀를 지치게 했지만 또한 자신감도 주었다. 그녀의 사생활에서는 가까운 친구들이 생겼는데, 특히 단주모임에서 그러했다. 그녀는 이제 훨씬 덜 외롭지만, 여전히 불안하고 사람들에게 '더 개방적이지 못한 것이' 불만이었다. 그녀가 경험한 포도주의 '자유롭게 하는' 효과 때문에 술을 절제하는 것은 무척 어려웠다. 남자와 함께하면, 그녀는 역시 아직까지 확신이 없고 불안하였다.

그녀는 남자 친구가 있지만, 그는 먼 곳에 살고 있고 심리적인 문제도 가지고 있다. 그녀는 때때로 그를 '구원'하고 싶고, 그가 정서적인 무기력에서 빠져나오도록 돕고 싶다고 하였다. 그녀는 자기 어머니가 부인으로서 실패한 것에 죄의식을 가진 채, 이를 남자 친구의 '잠자는 숲속의 미녀', 즉 그의 아니마에게 왕자가 됨으로써 보상하려는 듯하다. 그러나 이런 적극적인 역할은 수동적이거나 미분화된 성sexuality을 갖고 있는 남성을 매혹시키는 경향이 있다. 이것은 사실 로베르따를 그녀가 두려워하는 침입으로부터 '보호하며', 그리고 사실 그녀 어머니의 삶을 파괴했던 바로 그것이다.

여전히 그녀는 배려와 따뜻함으로 좀 더 '여성처럼' 대접받기를 바란다. 또한 그녀는 십 대에 받았던 방식으로 구애를 받고 싶어 한다. 그때는 불만족스러웠던 첫 성 경험 이전이면서 전혀 준비되지 않았던 결혼 이전을 그리워한다.

한편으로 로베르따는 매우 약하고 여성스러우며, 동시에 매우 거칠다. 약하면서도 결단력이 있기 때문에 항상 갈등을 겪는다. 지금 그 둘은 비슷해졌다. 그녀는 자신의 욕구를 충족하고자 하며, 인생에 당당히 요구하고 있다. 그녀는 솔랑즈처럼 무엇보다도 그녀에게 새로운 삶의 방식을 제공한 단주모임에 감사하고 있다. 그녀가 금주하고 단주모임에서 받는 지지가 매우 중요하지만, 우리는 그것이 대극의 내적인 화해에 대한 더 깊은 욕구를 만족시킬 수는 없다는 것을 알고 있다.

노 엘

노엘Noelle은 파리 교외의 큰 저택에서 남편과 살고 있다. 남편은 자신의 메르세데스 벤츠를 타고 파리로 출퇴근을 한다. 그녀도 자기의 작은 차를 가지고 있다. 그녀는 3년 전에 운전면허를 취득해서 자랑스럽게, 그리고 자주 운전을 하고 있다. 그녀는 수년간 '황금 새장'에 갇혀 있는 기분이었으므로, 그 차는 집과 그 주변으로부터의 자유를 의미하였다. 그녀는 쉰다섯 살이지만 그보다 훨씬 어려 보인다. 그녀가 'country casual' 이라는 상표의 비싼 모직옷을 입고 있으면, 전형적인 부유하고 품위 있는 교외에 거주하는 부인처럼 보인다. 그녀를 보면 누구든지 알코올중독자가 아니라 골프클럽의 회원이라고 추측할 것이다. 그녀의 이야기는 이런 피상적인 인상이 잘못된 것임을 보여 준다.

부모와 아동기 노엘의 부모는 사회적인 배경이 서로 달랐을 뿐만 아니라, 태어난 나라도 달랐다. 자수성가한 호주인의 아들인 그녀의 아버지는 의사가 되어 가족의 명예욕을 충족시켜 주었다. 그녀의 어머니는 동부 프랑스의 오래되고 수수한 농군 가문 출신이었다. 그들은 시드니의 같은 병원에서 일하다가 만났다.

노엘은 아버지에 대한, 그리고 아버지와 자신이 어떤 관계였는지에 대한 기억이 거의 없다. 그녀가 알거나 기억하는 것은 거의 대부분 어머니에게서 들은 것이다. 예컨대, 그녀는 세 살까지 사내아이처럼 옷을 입었다고 한다. 그녀의 아버지가 아들을 원했기 때문이었다. 어쨌든 그렇게 꾸며 놓고 그녀의 아버지는 그녀의 여동생이 태어날 때까지는 노엘을 너무나 '많이' 사랑하였다고 한다. 다만, 여동생이 태어난 후에는 "너는 아무것도 아니었다."라고 어머니가 말했다.

노엘의 아버지는 분명 사회적으로나 직업적으로 매우 성공한 사람이었다. 사람들은 아버지와 사귀고 싶어 했고, 그의 능력을 존중했다. 하지만 집에 돌아오면 그는 폭군이 되었고, 요구가 많았다. 그는 대가족을 무척이나 꿈꿔 왔기 때문에 의사의 권유에도 불구하고 부인이 첫 아이를 제왕절개로 낳겠다는 것을 거절하였고, 결국 부인은 36시간이나 산고를 겪었다. 그는 또한 부인이 유럽에 있는 친정 식구에게 보낼 선물을 사기 위해 돈이 필요했지만 아버지는 돈을 주지 않았다. 그러면서 자신은 '미식가'였다. 그는 술을 잘 마셨고 잔칫상처럼 차려 놓고 먹기를 즐겼다.

사실 아버지가 요절한 것도 이렇게 방종한 생활을 하였기 때문인 듯하다. 그는 어느 날 많은 음식을 먹고 나서 갑자기 복통으로 괴로워하다가 응급수술을 받은 다음 날 사망했다. 아버지의 사인이 맹장 파열인지 아니면 다른 어떤 것이었는지 노엘은 모른다. 그녀의 어머니는 아버지가 사망한 정확한 상황에 관해 비밀에 부치고 있었다. 어머니는 그저 아버지가 돌아가실 때 자신에게 "내가 얼마나 당신을 사랑했는지 당신은 결코 모를 거요."라고 말했었다고 이야기하고는 했다.

사실이든 아니면 만들어 낸 것이든, 아버지가 임종 시 했다는 그 이야기는 그렇지 않으면 실망스러웠을 결혼에 대한 유일한 보상이었을 것이다. 그러나 노엘은 이것도 믿지 않았다. 부모님의 관계는 아버지의 죽음만큼이나 비밀스럽고 어두운 것이었다. 어머니에 의하면 아버지는 매우 가부장적이었으며, 자기 부인을 집에서 기르는 동물이나 가정부처럼 대했다고 했다. 어머니는 노엘이 태어난 후에 아버지에게 정부가 있었음을 암시하기도 했다. 부모의 성생활에 대해서는, 어머니는 노엘에게 '성은 추악하고 더러운 것'이라고 이야기했었다. 그러나 그녀의 여동생에게는 부모의 성생활이 이상적이었다고 이야기했다. 그것은 어머니의 여성성이 매우 분열되어 있어서, 무의식의 대립적인 두 측면이 두 딸에게 각각 다르게 표현되었던 것으로 보인다.

노엘이 점차 성장하면서, 어머니는 만년에는 아버지를 절대로 잘못을 하지 않았던 영웅으로 이야기하였다. 어머니가 너무나 강하게 아버지를 그렇게 이상적으로 표현하자, 노엘은 '무언가 다른 어떤 것이 있음에 틀림없다.'고 확신하였다. 그러나 어머니의 이야기에 질문을 하거나 도전하는 것은 용납되지 않았다. 노엘에게 아버지의 이미지는 분절되고, 모순되고, 신비한 것이 되었다. 이 모든 것은 어머니가 해석하고 꾸민 것이라 할 수 있다.

노엘에게는 자신과 어머니의 관계, 그리고 어머니의 이미지가 그렇게 신비로운 것은 아니었다. 그것들은 매우 부정적이었다. 어머니의 말을 빌리면, 노엘을 낳은 것이 그녀의 첫 번째 실수였다. 노엘을 낳느라 그녀는 오랜 산고를 겪었을 뿐만 아니라 직장도 그만두어야 했다. 그리고 아버지가 젊고 예쁜 정부를 비서로 가장하여 옆에 두었던 것도 바로 그 무렵이었다. 만약 노엘이 아들이었다면, 남편이 무척 좋아해서 어머니에게 도움이 되었을 것이다. 그 아들은 애정을 그렇게도 주지 않던 남편에 대한 보상이 되었을 것이다. 어머니는 이 첫 번째 태어난 딸에게 사정없이 자신의 적개심과 실망감을 표현하였다.

어려서부터 노엘은 자신이 '사산'될 아이였는데, 그녀를 살리기 위해서 어머니가 엄청난 희생을 치루었다는 이야기를 들어야만 했다. 그녀는 혹독한 교육을 받았다. 한번은 네 살 때 남자아이와 놀면서 둘 다 옷을 벗기 시작하였다. 어머니가 들어와서 그것을 보고는 그녀를 때리고 3일 동안 방에 가두어 두었다. 노엘은 그 창피함과 모욕을 결코 극복할 수 없었다고 하였다. 그렇게 비참했는데 어머니는 "너의 아버지가 알 때까지 기다려라."라고 덧붙였다. 이것은 더 심한 벌이 있을 것이라는 의미였다. 노엘은 실제로 아버지가 이런 일에 개입을 했거나 어떤 훈육적인 행동을 했는지는 기억하지 못한다. 그녀의 어머니는 단지 그녀 아버지의 잠재적인 격노를 강화인자로 언급하였다는 것이다. 그래서 노엘에게 아버지의 이미지는 권위가 있지만 여성에게 그 힘을 양도하는 강력한 남성 신의 모습이었다.

무엇보다도 노엘에게 아동기는 아주 불행한 시기였다. 아버지가 돌아가시자 어머니는 생명보험금을 몇 년씩 오래 쓸 수 있게 관리하였고, 이로 인해 노엘은 매우 절약을 해야 해서 새 옷을 사거나 인형을 사는 즐거움을 누리지 못했다. 세 딸 중 장녀였기 때문에, 그녀는 집 안팎의 힘든 일을 도맡아 해야 했다. 어머니는 집에 있으면서 어떻게 돈을 아낄 수 있는지를 고심하였다. 그러나 어머니는 남편의 나라에 사는 외국인이라는 느낌 때문에 집에서 나오려고 하지 않았으며, 늘 바느질을 하고 요리를 하고 아이들에게 트집을 잡으며 지냈다. 노엘은 자신의 어머니가 매우 창조적인 사람이었다고 하였다. 그러나 어머니는 이것도 절약하여, 자신의 기술을 딸들에게조차 전혀 전수하지 않았다고 하였다. 예컨대, 어머니는 요리를 할 때도 아무도 부엌에 들어와서 보는 것을 허락하지 않았다. 노엘은 설거지만 했다. 어머니는 여성으로서 자신의 성을 경멸하였는데, 노엘은 이러한 경멸에 대한 일종의 신데렐라 희생양이 되었던 것이다.

결과적으로 노엘은 일하는 법을 배우며 성장하였다. 집에서는 꾸지람을 듣지 않기 위해 일하였고, 학교에서는 칭찬과 사랑을 받기 위해 공부하였다. 그녀는 방과 후에도 용돈을 벌기 위해 일하였다. 그녀는 자신이 한 노력에 대해 어머니의 칭찬은 한 번도 듣지 못했지만, 고용주에게 그녀의 노력에 대한 칭찬을 받기 위해 열심히 일하였다. 노엘은 놀거나 친구들을 만날 시간이 거의 없었다. 그녀는 "시간이 있었다고 해도 누가 꽉 막힌 모범생이고 선생님이 편애하는 학생을 좋아했겠어요."라고 이야기하였다. 그래서 노엘은 친구가 거의 없었다. 다만, 예외인 소녀가 한 명 있었다. "그 친구의 어머니는 좋은 분이었어요. 그분은 몸무게가 130킬로그램쯤 되셨는데 늘 웃고 계셨어요." 노엘의 인생에서 친구의 어머니는 하나의 긍정적인 모성상이 되었다. 친구의 어머니와는 정반대인 자신의 어머니는 매우 통제적이고 계산적이어서 정서적으로나 육체적으로나 그렇게 풍요한 것을 결코 허용하지 않았다.

노엘은 자신의 어렸을 때 성격에 대해 "매우 씩씩하고 생기 있었다."라고 하였다. 그녀는 적극적이고 모험심이 강하고 사교적인 어린 소녀였다. 그러나 어머니는 딸이 '씩씩한 것'을 무례한 것으로 간주하고 그것에 대해 여러 번 벌을 주었다. 노엘이 좀 더 나이가 들자, 어머니는 그녀에게 손님들 앞에서 시를 암송하고 춤을 추라고 강요하고는, 손님들이 가고 나면 '과장하고' '뽐냈다'며 노엘을 나무랐다. 이렇게 노엘의 원기왕성하고 적극적인 특징은 어머니에게 야단맞고 수모를 당하는 이유가 되었다. 열 살 무렵 노엘은 문제를 최소화하기 위해 겉으로는 수동적이고 유순하고 착한 소녀로 행동했다. 노엘은 인생의 상당 부분을 지배하게 될 이 페르소나의 덫에 걸려 고통받았지만, 어머니가 용납하지 않는 활발한 면, 즉 그녀 자신을 드러냈을 때 벌을 받을 것에 대한 두려움이 너무나 컸다고 이야기하였다. 지금도 그녀가 이상화하는 완벽한 여성상은 '냉정하고, 완벽하고, 세련된 귀족, 즉 그레이스 켈리Grace Kelly같은 여성' 이었다. 그런 여성은 자신이 원하는 것을 할 수 있을 것 같았다. 그녀는 언제나 너무 '뚱뚱해서' 옷이 맞지 않는다고 느꼈으며, 사람들 속에서는 어색하고, '똑똑히 말을 못하고 아무것도 아닌 것에 대해 수다를 떤다.'고 느꼈다. 그녀는 자신이 다음에 무엇을 해야 하는지 전혀 몰랐다.

오늘날 노엘이 자신을 그렇게 비하하는 것을 듣게 되면 놀라울 뿐이다. 그녀는 자신이 비하받을 그런 사람이 전혀 아니기 때문이다. 그러나 노엘이 아이였을 때 실제로 그렇게 자신을 지각하였고, 또한 "나는 내가 매력 없어 보이게 할 수 있는 것은 무엇이든지 하였다." 라고 말했다. 고등학교 때 그녀는 여드름이 나고, 살이 찌고, 옷도 형편없이 입었다. 그녀는 이를 보상하기 위해 두 배나 열심히 일했지만, 자신이 '인기 있는 소녀들'과 다르다는 느낌을 바꿀 수는 없었다. 노엘은 될 수 있으면 다른 사람들이 자기를 볼 수 없도록 밤에만 외출을 하였다.

열여덟 살이 되어서야 노엘은 신데렐라의 인생에서 벗어날 수 있었다. 그녀의 멋있는 왕자는 고등학교 동급생인 영웅이었는데, 그는 그리스의 신처럼 금발에 푸른 눈을 가졌다. 모든 소녀가 그를 사랑했지만, 그는 노엘을 선택하였고, 그들은 결혼을 하였다. 그리고 남편은 계속 공부를 하였고, 노엘은 결혼하기 전에 어머니를 위해서 일을 한 것처럼 이제는 남편을 위해 돈을 벌었다. 그러나 그들은 부부로서의 감정적 유대가 전혀 없었다. 두 사람은 공통점이 아무것도 없었다. 성에 대해서도 무지했으며, 그녀에게 성은 충격이었다. 그녀는 남자아이와 성적인 접촉이 전혀 없었고, 남자는 '낭만적인' 관계일 때를 제외하고는 거의 혐오스럽다고 생각했다. 결혼할 때 두 사람 모두 성 경험이 전혀 없었고, 3년 후에 이혼할 때에도 성적 경험이 더 많은 것도 아니었다. 두 사람은 그들의 결혼이 젊은 시절의 실수였다는 것에 동의하게 되었고 좋은 마음으로 헤어졌다.

이혼하고 얼마 지나지 않아 노엘은 다른 남자를 만났다. 그는 외가의 프랑스계 친구였는데, 그녀는 그의 많은 외국어를 구사하고 매우 세련된 태도에 매력을 느꼈다. 두 사람은 결혼하였고, 그녀는 곧 임신하였다. 그리고 그는 새로운 직업을 찾아 다른 나라로 떠났다. 그동안 그녀는 아이와 먹고 살기 위해서 잠시 직장으로 돌아갔다. 나중에 그녀가 남편과 함께하기 위해 찾아갔을 때, 그는 다른 여성과 사귀고 있었다. 그들은 1년 후에 이혼하였다. 노엘은 "나는 딸에게 아버지를 주고 싶었어요. 그렇게 해서 딸이 나와 같은 경험을 하지 않기를 바랐었지요."라고 했다. 그래서 그녀는 더욱 남편과 함께 살고 싶었다. 그러나 '사랑받지는 못할지라도 도움이 되는' 사람이 되고자 했던 그녀의 노력에도 불구하고, 남편의 모욕이 너무나 심해져서 결국 그녀는 남편을 떠났다.

그녀는 프랑스로 갔다. 그리고 모델 일을 시작했다. "그것은 내 인생에서 가장 행복했던 시간이었고, 마치 새장에서 탈출한 것 같았죠. 나는 변화할 수 있었고 하루 종일 다른 사람처럼 보일 수 있었어요. 경사로를 걸어 내려가면서 나를 보여 줄 수 있었지만 다른 사람은 볼 수 없었어요. 사장은 내가 최고의 모델이라고 했어요. 왜냐하면 나는 옷이 바뀔 때마다 그에 적절하게 걸음을 바꾸고 스타일을 바꿀 수 있었거든요."라고 노엘은 이야기하였다. 마침내 그녀는 자신이 그때까지 추구하였던 온순하고 '착한 소녀' 이미지에서 빠져나올 기회를 갖게 되었다. 이제 그녀는 독립적이 되었고, 그녀 자신 외의 누구에게도 해명할 필요가 없었다. 이것이 약 4년 동안 지속되었다. 그리고 그녀는 다른 남자를 만나 결혼하였다. 그는 부자로, 그녀의 어머니의 야망에 부합하였다. 또한 그는 소심한 사람이어서 노엘은 다른 남자를 만났을 때와 같은 불안을 느끼지 않았다. 그들은 결혼한 후에 파리 교외에 있는 커다랗고 사치스러운 집으로 이사하였다. 그녀는 이제 더 이상 경제적인 문제로 걱정할 필요가 없었다.

한동안 노엘은 자신의 영역에서 새로운 안주인의 역할과 안락함을 즐기는 것에 만족하였다. 그녀는 친정어머니와 시어머니의 끝없는 조언을 받아들여 맛있는 요리하기, 집안 꾸미기, 손님 접대하기 등에 최선을 다했다. 그러나 그녀의 남편은 바빠서 같이 어울리며 즐기지를 못하였다. 결국 그녀의 노력은 헛되었고, 자신이 부족하다는 느낌을 떨쳐 버리기 위해 조금씩 조금씩 술을 마시게 되었다.

음주사 노엘은 술을 전혀 마시지 않았었다. 그녀가 십 대였을 때에도, 직업을 가졌을 때에도, 두 번의 결혼 생활에서도 그랬다. 노엘이 청소년이었을 때, 어머니의 요구에 대한 유일한 저항은 기분이 나빠지면서 까닭을 알 수 없는 졸음이 발작적으로 찾아오는 것이었다. 의사는 이것이 모두 성장통이라고 하였다.

세 번째 결혼에서는 실재하는 인물인 친정어머니와 시어머니는 말할 것도 없고, 그녀 자신의 내적 부정적인 어머니가 맞출 수 없는 불가능한 기준을 설정하여 요구해, 노엘은 열심히 가사를 배우고 새로운 환경에 속하는 관습이나 규칙을 배우려고 노력하는 등 완벽한 주부의 역할을 시작하였다. 그러나 어느 누구도 진정으로 관심을 가져주지 않았다. 그녀는 자신이 쓸모가 없다고 느꼈으며 외로웠다. 그러다 포도주를 알게 되었고, 처음에는 아주 조금 마셨다. 그러나 그녀가 결혼한 새로운 환경에서 음주는 '우아한 생활'을 의미했고, 노엘은 '그 멋진 것'을 마시며 새로운 환경에 맞추어 살기로 마음먹었다. 그녀는 자주 불안하고 불안정했다. 그러나 포도주는 그녀를 판단하지 않는 친구가 되어 주었다.

음주는 노엘이 식사에 따라 나온 포도주를 다 마셨을 때 시작되었다. 이제 두 명의 어린아이를 포함한 노엘의 가족은 점심을 먹고 난 후 각자 자신의 여러 활동을 위해 그녀만 남겨 두고 흩어졌다. 그녀는 와인을 홀짝거리며 창문 밖을 보면서 공상에 빠져들었다. 그러고 나서 와인 때문에 졸려서 몇 시간씩 자곤 하였다. 그리고 깨어나면

잡일들, 즉 설거지, 다림질, 세탁 등을 해야 했고, '일을 하기 위해 에너지가 필요해.'라고 생각하며 포도주를 다시 조금 마셨다. 그 일이 끝나면 이제 저녁 식사를 준비해야 할 시간이 된다. 그러면 그녀는 '무슨 음식을 준비할 것인지 영감을 얻기 위해서' 다시 술을 마시고는 하였다. 통찰, 마취제, 흥분제, 안정제로서의 포도주는 그녀의 모든 기분에 친구가 되어 주었고, 공상의 동반자였으며, 불평을 하면 동조해 주었다. 노엘은 술병을 숨기지 않았으며 그럴 필요도 없었다. 왜냐하면 그녀는 지나치게 늘 혼자였고, 언제든 술을 마실 수 있는 부엌에 있었던 것이다.

결국 그녀의 남편이 무언가를 의심하기 시작하였다. 그녀의 기분은 특히 저녁에는 예측할 수 없었다. 그녀는 자주 싸움을 걸었다. 시댁 식구에 대해서, 또는 남편이 자신을 소홀히 한다며 불평을 하였다. 전에는 그렇게도 가정적이고 순종적인 부인이었지만, 술을 마신 노엘은, 그녀의 남편의 표현에 따른다면 '저속하고 잔소리가 많은 여자'가 되었다. 그리고 그녀의 남편은 다음 날 그녀를 무시하였는데, 이 때문에 그녀는 너무도 불안하고 죄책감에 휩싸이게 되어, 이를 이겨 내려고 다시 술을 마셨다. 자신의 그림자인 저속함을 스스로 용납하고 받아들이는 것이 너무 어려웠기 때문에, 그녀는 점점 더 거짓과 위선에 의존하게 되었다. 얼마 지나지 않아 그녀는 거의 매일 점심부터 하루 종일 조금씩 취해 있었다. 그녀는 주기적으로 분노하여 공포에 질린 남편 앞에서 접시를 깨고는 했다. 이러한 생활이 20년간 계속되었다.

노엘은 그 당시의 자신을 '술에 취해 곯아 떨어져서 시간을 낭비한 무감각했던 가정주부'로 묘사했다. 그녀는 삶에 직면하기 위해 술을 마셨고, 삶에서 도망치기 위해 술을 마셨다. 그러던 중 친정어머니가 돌아가셨고, 그 후 1년 동안 그녀는 쇼크 상태에 있었다. 비록 자신의 어머니를 미워하고 원망도 했었지만, 이제 그녀는 혼자이며, 그 늙은 이의 끝없는 잔소리를 들을 수 없는, 길을 잃은 자신을 발견하였다.

그러던 어느 날, 우울하고 술에 취해 기분이 몽롱해 있을 때 단주 모임에 대한 생각이 갑자기 떠올라 전화를 걸었다. '어떻게 하면 그 모임에 참석할 수 있는지'를 물었다. 전화를 받은 남자는 "특별히 할 것은 없다."라고 대답하였다. 그는 노엘에게 와서 함께 차를 마시자 했고, 단주모임에 대해 소개하였다. 약간 나이가 들고 땅딸막한 외모에 친절하고 인내심 있어 보이는 그 남자는 바로 그녀가 찾던 사람이었다. "만약 그가 잘생겼다면 저는 도망갔을 거예요." 그녀는 그에게 자신의 인생에 대해 이야기하였다. 그녀의 이야기를 듣고 그는 그녀가 알코올중독인 것 같다고 하였다. 그러자 그녀는 "드디어 내가 누군가Something가 되었군요."라고 대답하였다.

그 이후 노엘은 계속 모임에 참석하였고, 그녀의 인생에서 처음으로 '편안하다'고 느꼈다. 너무나 놀랍게도 그녀의 남편은 매우 호의적인 반응을 보였고, 그녀가 계속 그 모임에 참석하도록 격려해 주었다.

현재 상황 최근 노엘은 그녀 자신의 삶을 살고 있으며, 많은 시간을 단주모임과 교회 활동에 보내고 있다. 단주모임과 교회 모두 그녀가 '봉사' 할 수 있다고 느끼는 곳이다.

그러나 그녀의 삶에서 친밀한 장소에 있을수록 그녀는 덜 만족하였다. 그녀가 술을 마시지 않으면서 결혼 생활은 더욱 좋아졌다. 그러나 그러한 호전은 그녀가 한계를 받아들였기 때문이지, 부부가 서로를 '재발견하였기' 때문은 아니었다. 노엘은 남편이 '자기편'이기를 원했지만, 그는 결코 그렇지 않았다. 남편은 가족을 잘 부양했고 좋은 동반자였지만, 그의 에너지는 일에 더 많이 투여되었고, 그의 열정은 결혼 생활보다는 독서와 학문을 향하였다. 노엘은 남편의 이러한 점에 관해 불평하곤 하였고, 책이 남편의 관심을 빼앗아 간다고 싫어하였다. 그러나 지금은 그러한 상황을 받아들이고, 자신의 삶을 인도해 나간다. 아이들은 성장하여 집을 떠났지만, 그녀는 그들이 떠난 것을 서운해하지 않는다. 자녀들은 각자 정서적인 문제를 가지고 있지만, 그녀는 그들의 삶이 잘못되어도 더 이상 자신을 비난하지 않게 되었다. 이전에는 술을 마시면 스스로 자책하며 죄책감을 갖고는 했었지만 지금은 더 이상 그렇지 않게 되었다.

그러나 노엘은 여전히 만족스럽지 않은 것이 있어서, 늘 더 나은 것을 찾고 있다. 노엘은 "내가 유령처럼 느껴져요."라고 이야기하였다. 그녀는 세 번의 결혼을 포함한 충실했던 삶에도 불구하고 이렇게 말했다. "나는 여기에 있지 않아요. 아무것도 나의 인생에서 일어나지 않았어요. 나는 항상 무언가가 나의 인생에서 일어나기를 기다리고 있어요. 나는 너무 오랜 시간 잠을 자고 있었어요. 이제 잠에서 깨어났고 정신이 맑아요. 나는 항상 위대한 사건을 기다리고 있지요. 때로는 결혼했다는 것조차 느끼지 못해요."

이제 단주모임의 여성, 즉 알코올중독인 여성이 잘 표현하지 않았지만 내가 흔하게 경험했던 딜레마에 도달하였다. 그녀는 술 마시기를 멈추었다. 어디엔가 속하고 싶고, 조건 없이 받아들여지기를 원하고, 정서적이고 영성적 의미를 갖고 있는 공동체에 참여하고자 하는 욕구가 충족되었다. 한때는 외로운 신데렐라였거나 잠자는 숲속의 공주였지만, 이제 이들은 존중받고 인정받는 안전한 은신처를 발견하였다.

그럼에도 여전히 무언가가 보이지 않는다. 분명히 단주모임조차도 아주 충분한 것은 아니다. 알코올중독자로 만족한 채 남아 있으려고 하는 것은 여성에게서 무엇이고 누구인가?

심리적인 요소

앞에서 상세하게 이야기가 제시된 네 명의 여성은 모두 공통적인 배경을 가지고 있지만, 그들은 각자 개성이 있고 자신만의 독특한 성격이 있다. 네 명의 여성 각자를 각각 독특한 사례로 다룰 수 있다. 그러나 그녀들을 면담한 나의 목적은, 그들이 얼마나 다른가보다 사회적인 계층 이외 그녀들이 가지고 있는 공통점을 찾는 것이었다.

여성과 남성의 전통적인 역할과 관련된 일반적인 요인, 그리고 이러한 역할에서 일어나는 괴로운 변화는 이 여성들의 삶과 부합된다. 그러나 보다 특유하게, 나는 그들의 알코올중독에 기여하였을 공통적인 태도, 가족 구조, 아동기의 경험, 그리고 그들의 삶에서 일어난 사건에서 단서를 찾고자 하였다. 즉, 만약 외부 환경에 의해 촉발되기를 기다리는 '소인'이 있다면, 이들이 알코올중독에 걸릴 소인을 갖게 한 보편적인 심리적 요인은 무엇인가?

모성 콤플렉스

어머니는 삶의 원천일 뿐만 아니라, 여성에게는 성 정체성의 원천이기도 하다. 이미 많은 저자가 지적한 바와 같이, 알코올중독자는 실제로 아니면 상징적으로 어머니의 양육이 없었을 수 있다. 앞에 소개된 네 명의 여성도 예외가 아니다. 각 사례에는 아주 강한 부정적 모성 콤플렉스가 존재한다.

어머니를 차갑다거나 적대적이라고 경험하지 않았던 로베르따조차 어머니처럼 되지 않겠다는 의지가 굳건했었다. 다른 세 여성의 어머니들은 아니무스에 사로잡혀, 자신의 여성적 열등감을 딸에게 매우 비판적인 방식으로 투사하였다. 물론 로베르따의 어머니도 그들과 다를 바 없었지만, 다만 보다 미묘한 방식을 택하였을 뿐이다. 그랬음에도 불구하고 로베르따는 그것을 느꼈고, 그녀는 여성으로서의 자신감이 부족했다.

뿐만 아니라 어머니들 누구도 삶을 통해 여성으로서나 인간으로서 자신을 실현하지 못하였다. 한편으로는 남편들이 그녀들을 실망시켰고, 다른 한편으로는 자신의 비정상적으로 강한 아니무스 에너지를 긍정적으로 배출할 방법을 찾지 못했다. 그녀들의 딸은 이런 좌절을 정면에서 맞았다. 딸은 어렸을 때 충분히 사랑을 받지 못하였고, 게다가 남성을 두려워하고 경멸하도록 교육을 받았는데, 이것은 그녀들이 나중에 성인 여성이 되었을 때, 대인관계에 영향을 미쳤다.

네 명의 여성 모두 어린 나이에 집을 떠났다. 이것은 파괴적인 모성의 영향에서 벗어나기 위한 다소 의식적인 행동이었다. 그러나 불행하게도 집을 떠난다고 어머니의 영향에서 벗어나는 것은 아니다. 왜냐하면 엄마와 딸은 두 개의 원형적 형식archetypal forms이지만 기본 배열constellation은 같기 때문이다. 만약에 이 두 개의 극이 딸이 여성이 되는 성인입문식initiation에서 필연적으로 분리된다면, 그것들은 대개 남성의 개입을 통해서 재결합할 운명인 것이다. 마치 코레 페르세포네Kore-Persephone가 지옥의 신인 하데스Hades로부터 매년 그녀의 어머니인 곡물과 땅의 여신인 데메테르Demeter에게 돌아가는 것처럼 말이다. 어머니-딸의 원형mother-daughter archetype은 삶 자체의 밀물과 썰물이며, 죽음과 재생이라는 여성적 신비feminine mystery를 나타낸다.[104] 원형은 분리되고, 딸은 자신의 옛 측면인 어머니에게서 완전히 떨어져 나온다. 이것은 근본적인 여성성의 상처를 의미한다. 그래서 부정적인 자기 어머니 때문에 모성 영역에서 벗어나고자 하는 여성은, 문자 그대로 그녀의 삶을 구하는 것이지만 자신의 가장 심층에 있는 존재 안에서 어떤 것을 다치게 하는 값을 지불해야 한다.

다음 두 개의 꿈은 여성 알코올중독자에게서 매우 자주 발견되는 부정적인 모성 콤플렉스의 생생한 이미지를 보여 준다. 첫 번째 꿈은 서른여섯 살인 여성의 것인데, 그녀가 분석을 받기 시작하였을 때는 심각한 알코올중독자였다.

> 나는 정육점에 있었다. 나의 어머니는 약간의 고기를 주문하고 계셨다. 나도 주문하고 싶었지만 할 수 없었다. 주변을 둘러보았다. 그리고 나의 강아지와 또 다른 강아지를 보았다. 그 강아지는 우리 강아지처럼 바닥에 누워 있었다. 두 강아지의 옆구리는 마치 먹힌 것처

럼 피범벅이었다. 나는 몸서리치며 외면하였다.

정육점은 '살코기', 즉 생고기를 요리할 수 있고 먹을 수 있는 형태로 손님에게 음식을 만들어 주는 곳이다. 그곳에서 원 재료prima materia, 즉 물질과 육체를 이루는 덩이가 각자 사용하기 위해서 준비된다. 그러나 마지막 산물인 스테이크와 고깃점은 동물을 죽인 결과다. 한 수준에서 생명을 가능하게 만들기 위해서는 다른 한 수준에서는 죽음이 있는 것이다. 불행하게도 꿈꾼 이의 어머니가 이러한 변환의 과정transformative process을 방해하고 있었다. 꿈속의 어머니는 심리학적으로는 자신의 모성 콤플렉스다. 꿈에 등장한 어머니상과 정육점 주인의 친밀한 관계는 딸을 배경에 머무르게 한다. 이는 무의식적이고 순진한 상태에 있다는 것이다. 그녀는 희생이 따르지만 생이 계속됨을 약속하는 거래를 목격하는 사람이다. 신화적인 관점에서 본다면, 어머니인 데메테르는 딸인 코레Kore 페르세포네가 생생한 측면의 삶을 접촉하지 못하도록 막고 있다고 할 수 있다.

부정적인 모성 콤플렉스를 넘어서지 못하여 변환된 동물 생고기를 얻을 수 없었던 꿈을 꾼 이는 본능의 놀랍고도 부정적인 이미지에 직면한다. 그녀의 강아지는 감정과 본능 수준을 나타내는데, 어떤 궁극적인 '목적'도 없이 파괴당하고 죽게 된다. 모성 콤플렉스는 그녀를 그녀의 신체, 그리고 썩어 사라짐과 재생이라는 자연적인 과정에서 완전히 소외시킴으로써 그녀의 본능적인 삶이 먹히고, 심지어 파괴될 위험에 놓이게 한다.

사실 이 여성은 매우 환상적인 세계, 즉 화학적인 영혼chemical spirit

으로 도망, 술에 심하게 취하여 살았기 때문에 그녀의 신체는 심하게 유기되고 학대를 당하였던 것이다. 만약 그녀가 계속 이렇게 산다면 불시에 죽을 확률이 매우 높을 것이 분명하다. 강아지의 '이중' 이미지는 무의식이 지체하거나 난해하지 않게 이 위급한 메시지를 의식에 알리려고 하는 것이다. 이 여성의 경우 문제는 그녀가 살기를 원하느냐, 아니면 '문제'를 무시하기를 원하느냐다. 그 꿈에서 예후는 양가적이다. 그녀는 날것인 죽은 고기를 보았지만 외면했다. 그 당시에 나는 낙관적이었다. 왜냐하면 그녀는 분석을 받기로 결정하였기 때문이다. 그러나 6개월 후에 그녀는 바다 건너 고국으로 돌아가야 했다. 고국으로 돌아가서 그녀는 술을 더 마셨을 뿐만 아니라 헤로인까지 하게 되었다. 그녀는 그렇게 술과 헤로인에 중독된 결과, 그 꿈을 꾸었고 1년이 못되어 자살하였다. 부정적인 어머니가 이긴 것이다.

두 번째 꿈은 단주모임에 합류하고 6개월 후에 분석을 받은 여성의 것이다.

> 나는 어떤 남자와 숲속의 오두막집에 있다. 그는 키가 크고 아주 잘 생겼다. 나는 그를 알렉산더 대왕이라고 생각한다. 무서운 마녀가 갑자기 들어왔다. 그녀의 입에서 피가 뚝뚝 떨어지고 이빨은 독이빨처럼 생겼다. 그녀는 그 남자를 죽이려고 피 묻은 칼을 들었다. 나는 소리를 지르면서 오두막에서 달려 나갔다.
>
> "사람 살려요. 마녀가 알렉산더 대왕을 죽이려고 해요."
>
> 숲의 끄트머리에서 어떤 여성이 서서 나를 기다린다. 그녀는 웃고 있었다. 그녀는 긴 흰 옷을 입고 있었고 요정들의 대모처럼 보였다.

나는 그녀를 향해 달려갔다.

이 꿈은 분명히 가장 전형적인 마녀 형태의 부정적인 모성을 묘사하고 있다. 그러나 그처럼 무서운 측면이 있음에도 불구하고, 그녀에게 긍정적인 기능이 있음이 분명해졌다.

꿈꾼 이는 숲속의 오두막, 즉 일종의 자연 속의 낙원에서 오직 영웅인 알렉산더 대왕하고만 살고 있다. 이 상황은 공범의 에덴동산이다. 이곳에서 그녀의 긍정적인 남성적 에너지가 이상화된, 완벽한 남성에게 모두 투사된다. 계속 그곳에만 머문다면 그녀는 결코 자신의 삶을 살 수 없고, 동화 같은 유령의 애인에게서 벗어날 수 없는 위험에 처해 있다. 그래서 그 마녀 어머니는 꿈꾼 사람을 세상 밖으로 내몰고, 동시에 이 영웅적인 알렉산더를 죽인다. 이것이 펠릭스 꿀빠felix culpa, 즉 '행복한 범죄'란 주제의 전형적인 예다. 만약에 그것이 팽창적인 아니무스 이상의 상실을 의미한다면, 그녀 자신 안에 있는 보다 긍정적인 어머니와의 관계가 시작될 수도 있다. 그것을 통해서 꿈꾼 사람은 좀 더 현실적이고 도움을 주는 아니무스와 협력하여 그녀의 본질적인 여성성을 실현시킬 수 있다.

사실 이 꿈은 그녀가 분석을 4년 이상 받은 다음의 것이다. 아동기에 그토록 깊이 상처받았던 그녀의 여성성은 점차 치유되기 시작하였고, 그로 인해 그런 평범하지 않은 아니무스에 의지하려는 욕구가 줄어들면서 직장과 남자와의 관계에서 다소간 만족하기 시작하였다. 이 둘은 모두 이전에는 매우 문제가 되었다. 사실 진정한 태양영웅인 알렉산더 대왕으로 그녀의 아니무스가 인격화된 것은 그 자체가 꿈꾼 이의 영웅적인 잠재력을 가리키는데, 이것은 그녀가 술을 끊고 분석을 지속하는 것으로 실현되었다. 여성이 지나치게 당당하고 영웅적일 때 알코올중독이 될 수 있는 것이 아폴로적인 요소의 한 예라면, 남성적 정신의 긍정적인 측면과 관계함으로써 알코올중독에서 벗어나도록 하는 것도 그것의 한 예라고 할 수 있다.

마지막으로 단주모임에 참여하고 6년이 지나서 분석을 시작한 마흔두 살 여성의 두 개의 꿈을 보도록 하자. 술을 끊고 나서 그녀는 정열적이고 열성적으로 모임에 참여하였으며, 무수히 많은 다른 회원을 적극적으로 도와주었고 모범이 되었다. 그러나 처음 나에게 왔을 때, 그녀는 내적으로 공허하고 우울하였다. 그녀는 더 이상 자신을 모르겠고, 뛰어난 열정과 탁월한 '남성적' 결단력을 상실하였다고 말했다. 여러 면에서 그녀는 인생의 전반기에서 후반기로의 전형적인 이행기에 있었다. 그녀의 사례에서 이것은 아니무스에 대한 동일시에서 여성성의 발달이라는 변화로 나타나고 있다. 분석 첫 시간에 그녀는 다음과 같은 꿈을 가지고 왔다.

> 나는 눈이 많이 쌓인 산의 정상에 있다. 나는 배가 고프고 춥다. 음식점을 찾았지만 모든 대중음식점이 문을 닫았다. 나는 양치기들의 오두막집에서 새어나오는 불빛을 발견하고 안으로 들어간다. 그곳에는 한 노파가 상석에 앉아 있었고, 모든 사람이 식사를 하고 있었다. 나도 거기에 끼었다. 그곳은 따뜻하고 아늑했다.

여기서 우리는 꿈꾼 이가 높고 추운 장소에 고립되어 있다는 것을 본다. 특히 성실한 단주모임의 회원인 그녀가 그토록 열심히 추구하는 숭고한 아폴로적 정신적 가치는 여성적 자아feminine ego에 적대적이다. 그리고 기본적이고 생물학적인 감정인 '배고픔과 추위' 때문에 그녀는 그러한 환경에서 피난처를 찾는다. 그러나 대중음식점은 모두 문을 닫았다. 즉, 그녀가 곤경에서 벗어나기 위해 집단에 의지하는 것은 더 이상 적당한 해법이 아니었다. 그러나 빛, 아폴로적이기보다는 에스클레프적인Aesklepian 따뜻한 빛이 사적인 공간에서 나온다. 친밀하고 보다 여성적인 피난처, 그곳에선 노파가 주재를 하고 있다. 꿈꾼 이는 사람들과 합류하고 그곳에서 자신의 원형적인 긍정적 어머니가 음식을 준다. '남자처럼' 높은 산에서 스키로 경주하면서 내려오는 것을 한껏 즐기고 온갖 종류의 모험을 감행하는 여성에게, 이 꿈은 중요한 전환을 예고하였다.

몇 개월 후, 분석을 마치기 직전에 그녀는 이런 꿈을 꾸었다.

> 우리 어머니가 발가벗고 해변에 서 있다. 나는 어머니에게 나아갔다. 어머니는 나를 안았다. 나도 어머니를 안았고 우리 둘은 크게 웃었다.

이 꿈은 나에게, 그녀가 오랫동안 소홀히 해 온 여성성을 지속적으로 키워 나가고 있다는 긍정적인 느낌을 갖게 해 주었다. 꿈에서의 그 장면은 매우 인간적이다. 해변은 물과 땅 사이에 있는 장소, 즉 무의식과 의식 사이의 경계다. 해변은 높고 추운 산꼭대기보다 훨씬 더 살기 쉬운 곳이다. 현실에서도 해변은 그녀가 즐겨 찾고, 걷고, 그저 혼자임을 즐겼던 곳이다. 그래서 해변은 내향성이란 특별한 의미도 갖고 있다. 꿈속의 여성은 분명히 자신의 어머니이고, 알지 못하는 원형적인 이미지가 아니었다. 이것은 그녀가 마음속의 모성을 받아들이고 인격화할 수 있는 능력이 있음을 분명하게 보여 준다. 그녀는 항상 아들에게는 사랑을 주고 응석을 다 받아 주었지만, 반면에 딸들에게는 사랑을 주고 인내하는 것이 너무나 어려웠다. 그런 이유로 이것은 심리적으로나 현실적으로 화해가 매우 필요했다. 그녀는 훗날 자신의 조국에서 편지를 보내왔다. 그녀는 어린 두 딸과 훨씬 좋은 관계를 갖게 되었으며, 자신의 여성적인 '열등감'을 얼마나 많이 딸들에게 투사하고 있었는지를 깨달았다고 하였다.

이것은 한 여성 알코올중독자의 매우 놀라운 사례 중 하나다. 그녀는 부정적인 어머니negative mother에 의해 내적 여성성이 상처를 받았지만, 꿈에서 이 어머니를 '되찾고' 단주모임만으로는 얻을 수 없는 내적 전체성을 찾을 수 있었다. 나는 대부분의 여성이 그녀와 같은 성취를 경험하지 못한다고 생각한다. 그와는 반대로 노엘과 같은 많은 여성이 모든 요소가 만나는 해변에 이르지 못하고 '여성이 없는 땅 no-woman's-land'에 사로잡혀 있다. 그곳은 그녀들이 금주를 하고 단주모임에서 적극적인 활동을 하는 곳이지만, 그저 단주한 인간으로서만이 아니라 스스로를 여성이라는 더 큰 의미에서 볼 수 있도록 해 주는, 파악하기 어려운 '어떤 것'을 항상 찾도록 만드는 곳이다. 그러나 이 사례는 부정적인 모성 콤플렉스의 문제가 의식적으로 해결되었을 때 무슨 일이 벌어질 수 있는가를 보여 준다.

여하튼 아니무스는 그 부정적인 측면과 긍정적인 측면 모두가 여성 알코올중독자의 심리에서 중요한 역할을 하는데, 그 근원에는 부성 콤플렉스father complex가 있다. 이제 이것이 노엘, 솔랑즈, 꼴래뜨, 로베르따의 삶에서 어떻게 나타나는지 살펴보자.

부성 콤플렉스

앞에 제시된 네 명의 사례에서, 아버지는 어머니와는 대조적으로 긍정적으로 묘사되었다. 다른 세 명의 사례와는 조금 차이가 있는 로베르따의 경우에서조차 아버지는 어머니보다 긍정적으로 나타났다. 그녀가 어머니의 영향을 받을 때는 아버지에게 저항했지만, 이러한 모습은 그녀가 집을 떠나면서 곧 바뀌어, 시간이 지날수록 아버지와 더 가까워졌다.

그들 모두, 마치 어린아이가 어머니와의 나쁜 경험 때문에 심한 상처를 입어 모든 긍정적인 경험을 아버지에게 투사해야만 했던 것처럼 보인다. 성인으로서 그들은 아버지를 다소 약하거나 수수께끼 같은 사람으로 기억하는데, 어린 소녀였을 때의 그들은 아버지의 나약함이나 불가해함을 사랑스러운 것으로 지각하였으며, 그것은 어머니가 원인이지 아버지의 잘못이 아니라고 생각하였다. 그들은 모든 따뜻함이나 애정을 준 사람은 어머니가 아니라 아버지라고 생각한다. 노엘의 사례를 보면, 그녀는 아버지의 죽음과 어머니와의 외상적인 경험 때문에 실제로는 전혀 파악되지 않은 아버지가 자신에게 매우 필요했던 사랑을 주었다는 향수를 가지고 있었다.

그러나 다른 사례의 경우, 아버지는 그의 딸과 의사소통이 잘 되지 않았고, 더구나 부인의 야망을 성공적으로 충족시키지도 못한 것으로 보인다. 딸은 자신의 긍정적인 이미지를 지키기 위해서 아버지를 이상화해야 했다. 내재화된 이런 이상화는 사실 실존하는 사람보다 더 큰 영향을 미친다. 이것이 사람에 의해 중재되지 않을 때 우세해지는 원형의 한 가지 예다.

다음은 단주모임에 참가하지 않았던 알코올중독인 피분석자의 첫 번째 꿈에 나타난 팽창되고 이상화된 아버지상의 한 예다.

> 나는 집에서 막 여행을 떠나려고 하고 있다. 산타클로스가 나타났다. 그는 마천루처럼 키가 매우 크다. 너무나 커서 그의 얼굴을 볼 수 없을 정도다. 그가 나에게 손짓을 했고, 나는 모험을 열망하며 따라간다. 우리는 먼저 고향을 관통하였고, 그는 산으로 향하였다. 나는 그를 따라잡기가 너무 힘들었다. 우리는 고원에 도착하였다. 바람이 너무나 세서 나는 날아가 떨어질 뻔하였다. 내가 "기다려요, 기다려요."했지만 그는 뒤도 돌아보지 않고 걸어간다.
>
> 마침내 그가 산허리에 있는 한 동굴 앞에 멈추었다. 그가 주문을 외우자 문이 열렸다. 그러나 내가 안으로 들어갔을 때 그는 사라졌다. 나는 동굴 안을 샅샅이 살핀다. 그 동굴은 선반 위에 작은 나무 장난감들이 있는 완구가게 같다. 한 여성이 나타난다. 그녀는 민속 의상을 입은 장난감 가게 점원 같았다. 그녀는 중년의 평범한 얼굴이다. 그녀는 나에게 가까이 오라고 신호를 보내면서 벽에 머리를 기대었다. 나도 그녀와 똑같이 하다가 어떤 울음소리를 듣는다. 그것은 여자들이 도와달라는 소리로 들렸다. 나는 놀라서 깬다.

이 꿈에서 중요한 인물은 산타클로스, 즉 아이들이 착한 일을 하면 선물을 주고 그렇지 않으면 벌을 주는 '좋은 아버지'다. 꿈에서 그는 실제 산타클로스보다 훨씬 크다. 그래서 꿈꾼 이에게 아버지상은 보통 사람보다 더 크다. 그 상은 상당히 집단적인 상이어서 모든 어린이들에게는 타당한 것 이상이다. 그래서 꿈꾼 이의 개인적인 부성 콤플렉스는 집단적인 원형과 동일시되고 있으며, 이것은 문명화된 고향을 떠나 바람이 부는 고원으로 자아를 이끈다. 엠마 융Emma Jung이 보탄Wotan에 대해 한 말이 떠오른다. 보탄은 북유럽 게르만계의 바람의 신으로 정신Pneuma을 표상하며, 그것은 여성을 압도하여 이 꿈에서처럼 일종의 쓸데없는 노력을 하도록 만드는 파괴적인 힘이 될 수도 있다.[105]

그 남자는 그녀를 동굴로 이끈다. 동굴은 이 강하고 근원적인 정신적인 힘을 피할 수 있는, 잠재적으로 좀 더 모성적인 피난처다. 그러나 동굴은 장난감 가게, 즉 현실이 '축소화된' 환상의 세계였다. 이 가게의 유일한 사람은 여성인데, 우스꽝스러운 옷을 입은 보통 사람이다. 그녀는 꿈꾼 이의 무의식 깊은 곳에 있는 고통받는 여성적 요소의 현존을, 보이지는 않지만 울고 있는 여성의 목소리를 통해서 보여 준다. 그러므로 집단적이고 팽창된 남성성은 유치한 세계인 하찮은 여성적 의식과 관계가 있는 것처럼 보인다.

그와 함께 제일 편안한 곳인 집에서 먼 곳으로 그녀를 데리고 가는 산타클로스상은 무엇이 문제인지 보여 준다. 비록 그가 열등한 여성성의 '원인'이라고 하더라도, 그는 또한 꿈꾼 이가 자신의 고통의 근원을 더욱 분명히 알 수 있도록 이끌고 있다. 네 명의 여성 알코올중독자의 사례가 보여 주듯이, 이들 모두는 자신의 일은 무엇이든 완벽하게 하려는 아니무스의 야망과 그 야망을 완수하려는 엄격한 페르소나, 즉 일종의 답답한 여성적 역할에 사로잡혀 있음을 알 수 있다. 꿈은 그녀의 이러한 상황을 나타낸다. 그러나 꿈은 또한 감추어진, 아마도 덜 전통적인 여성성의 측면을 탐색하고 주의함으로써 손님과 고용주를 모두 즐겁게 하기 위해서 자신의 개성을 희생해야만 하는 '여자 점원'이라는 페르소나에서 벗어날 수 있는 가능성도 보여 준다.

알렉산더 대왕처럼 산타클로스상도 매우 이상화된 남성상이 상징화된 것이다. 한편으로는 영웅이고, 다른 한편으로는 아버지 같은 이러한 남성상은 알코올중독인 여성의 정신에서 우세한 요소다. 그래서 여성이 단주모임에 참여할 때, 그녀는 모임의 남성들과의 관계에서 만족을 경험하고 그의 충고에 주의를 기울인다. 그리고 기본적으로는 남성의 조직인 단주모임이 여성에게는 얼마간 장애가 될 수도 있다는 견해에 저항하기도 하는 것이다. 알코올중독인 여성들은 아버지의 딸들이다. 그녀들은 때때로 남성과 동일시된다. 꼴래뜨는 "여성이라는 것에 대해서, 그리고 여성이 노력할 수 있는 공간은 너무나 한정되어 있지만, 반면 남편은 세상으로 나아갈 수 있고 또한 정복할 수도 있다는 것에 분노를 느낀다."라고 말했다. 그러나 그녀들은 또한 남성을 이상화하였다. 네 명의 여성은 모두 첫 결혼에서, 아버지를 대신하며 멋있고 자신을 잘 돌보아 줄 꿈에 그리던 근사한 왕자님을 기다렸다고 인정하였다. 그만큼 기대치가 높았기 때문에 이들의 결혼 생활이 잘 되지 않았던 것은 놀라운 일이 아니다. 사실

이들이 결혼한 남자들은, 적어도 첫 번째 남편의 경우 남성성이 발달되지 않아서 그녀들을 실망시켰던 것이다. 이와 같이 그녀들은 각자 자신의 어머니의 패턴을 반복하였다. 그렇게도 열심히 어머니와 달라지려고 노력했지만 그녀와의 무의식적 동일시에 사로잡혔던 것이다.

부모의 결혼

네 명의 여성이 어린아이였을 때 지각된 부모의 결혼은 만족스럽지 않았다. 부모와 아이들의 관계가 부정적이거나 비현실적이었을 뿐만 아니라, 부모의 관계도 마찬가지였다. 로베르따의 사례에서 이런 이해와 의사소통이 부족하다는 것은 명확하다. 노엘의 사례에서는 그녀가 너무 어렸을 때 아버지가 돌아가셨기 때문에 평가가 어렵지만, 그녀 어머니의 남성에 대한 경고, 그리고 자신의 결혼이 완벽했음을 주장하는 동시에 완전히 불행하였던 모순이 그녀의 부모가 서로에게 만족스럽고 행복하였는지를 의심하게 한다. 반면 꼴래뜨의 부모는 그들 자신에게뿐만 아니라 사람들에게도 만족스러운 결혼의 이미지를 보여 주었다. 그러나 아버지가 자신의 지능보다 낮은 사람과 결혼했다는 꼴래뜨의 생각, 그리고 그녀의 어머니의 간섭과 부지런함은 그 관계에서 진실한 성취가 부족했다는 암시를 준다.

여기에서 핵심은 그녀들의 부모가 자신의 결혼 생활을 어떻게 경험하였든, 딸들은 어떤 방식으로든 그들의 부모가 부부로서 불행했다고 지각하고 있으며, 이로 인해 그녀들이 스스로 가치 있다는 느낌과 여성으로서의 정체성을 갖기 위한 안전한 '가정 기지home base'로서의 기본적인 안정을 누리지 못하였다는 것이다. 더욱이 이들의 부모 누구도 실제로 이혼을 하지 않았는데, 나는 특히 이것이 무척 중요하다고 본다. 그들 모두는 결혼 생활에서의 어려움에 금욕주의적으로 대처하였다. 솔랑즈의 부모는 각자 연인이 있었다. 노엘은 아버지에게 연인이 있었다고 생각했으며, 로베르따는 아버지에게 정부가 있었고 시간이 많이 흐른 뒤에는 어머니도 마찬가지였음을 알게 되었다. 꼴래뜨의 부모도 개인적인 결과가 어떠하였든, 그저 결혼이라는 제도 안에 머물러 있었을 뿐이다.

이들의 결혼에는 잘못된 부분이 있었지만, 그것은 숨겨지거나 부인되었다. 그리고 부모들이 문제를 자각하고, 투사와 집단적인 전통에 덜 의존할 수 있는 모든 기회를 파괴하는 방식으로 이러한 문제가 해소되었다. 각각의 경우에 딸은 이것을 '거짓'으로 지각하였으며, 또한 거짓에 적응하기 위해서 속임수를 사용하였지만 본질적인 문제를 지각하지 못할 만큼, 그렇게 깊이 들어가지는 못하였다. '비밀리에 무슨 일이 벌어지고 있는지'가 두려웠던 솔랑즈의 경우에는 그것을 알려고 하지 않았고, 로베르따의 경우에는 아버지가 점심은 먹으러 오면서 왜 집에서 함께 살지 않는지 결코 알지 못하였다. 다시 말해서, 부모들은 그럴듯한 모습을 유지하고 자녀를 '보호하기' 위해서 진실을 숨기고 감추면서 억압하였던 것이다.

아이는 부모들을 불쾌하게 했다가는 그들에게 거부당할 위험이 있기 때문에, 더구나 어린아이는 부모의 사랑을 완전히 잃어버릴 수도 있다고 생각하므로 부모의 그러한 큰 문제를 알고 있어도 감히 그것을 이야기하거나 아는 척할 수가 없었다. 아이는 부모의 보호 아래 머물기 위해서 자신의 감정과 진실을 부정해야 했다. 어떤 면에서는 그런 문제를 무의식 속에 남겨 두어야만 했다. 마치 어린 자아는 그 가족과 신비의 참여에서 그 자체를 격리시키려고 투쟁하는 것 같다. 아이가 평화와 안정을 얻기 위해서는 가족의 비밀에 대해 입을 다물고, 알고 있지만 이야기할 수 없는 거짓에 대해 공범자가 되어야 했다.

비 밀

『현대 정신치료의 문제들Problems of Modern Psychotherapy』에서 융은 비밀의 위험에 대하여, "비밀을 갖게 되면 그것은, 그것을 가지고 있는 사람을 공동사회에서 소외시키는 정신적인 독처럼 작용한다."[106]라고 이야기하였다. 비밀의 내용이 유해할 뿐만 아니라, 비밀을 갖고 있을 때의 감정도 해롭다. 이와 같이 '비밀을 키우고 정서를 억제하는 것은 정신적인 죄이며, 결국 자연스럽게 우리에게 질병을 일으킨다.'[107] 비밀의 두 가지 형태 모두는 죄의식과 소외를 낳는다.

분명히 이것이 비밀이 유지되어야 했던 부모의 불화를 침묵으로 목격해야 했던 네 명의 여성에게 일어난 결과다. 이로 인해 그들은 외부의 '정상적인' 세계에서 소외되었고, 그 결과 자신이 무언가 다르고 이상하다고 느끼면서 감정을 억압하게 되었으며, 이는 훗날 그녀들이 알코올중독자가 되는 결정적인 요인 중의 하나가 되었다. 부모의 그림자를 노출하는 것을 금지함으로써 자녀의 그림자도 역시 억압하게 되었으며, 결국 디오니소스의 영향 아래에서 분출되었던 것이다.

알코올중독의 큰 특징으로, 특히 여성의 경우 두드러지는 비밀스러운 음주는 어린아이가 사리 분별 없이 물려받은 죄의식과 창피함이라는 감정의 지속일 수도 있다. 반면, 모든 현상에는 부정적인 면과 긍정적인 면이 있기 마련이니, 이러한 비밀에도 유익한 측면이 있다. 만일 두려운 가족의 그림자를 보호하기 위해 개인을 고립시키고 그녀를 무의식 상태에 머물게 했다면, 바로 그러한 고립의 효과 때문에 그녀는 단순히 집단적 정체성을 넘어 보다 개인적인 정체성을 추구하도록 했을 것이라는 점이다.

솔랑즈는 칙칙한 외로움 속에서 술을 마시며 자살을 시도하였고, 로베르따는 이혼하고 술에 취해 밤새 기억도 못하는 장거리 국제전화를 하였으며, 노엘은 남편과 사이가 멀어졌지만 집을 떠나지 못하고 모든 종류의 외부 활동에 참여하였다. 꼴래뜨는 자녀들이 어디에 있는지도 모른 채 이혼을 하겠다고 위협하였다. 이처럼 그녀들이 알코올중독으로 고립과 거부의 구렁텅이에 있을 때, 이 지점에 와서야 그들은 도움을 청할 수 있었고 단주모임에 참여하여 자신들의 비밀스러운 술의 세계를 공유할 수 있게 된다.

융이 말하듯이 "여러 사람과 공유하는 비밀은 개인적인 비밀이 그저 파괴적인 것과 다르게 이점이 있다."[108] 무의식적인 공동생활의 특징이 없는 흐름은, 그로 인해 개인의 심혼에 치명적인 위험이 되는데, 공동생활에서 개인을 분화시키는 수단으로 항상 존재해 왔던 원시적인 신비 제례와 입문 의식은 바로 이러한 공유에서 나타난 것이다.[109] 그렇기 때문에 이들 가족에서의 비밀은 각 여성의 삶에서 매우 유해하였지만, 결국 변환의 입문 과정에서 중요한 부분이 되었다고 결론을 내릴 수 있다.

요 약

네 명의 여성에게서 공통적으로 발견된 가족 요소를 요약하자면, 무엇보다도 긍정적인 모성의 부족이 있었다는 것이다. 솔랑즈나 노엘의 경우처럼 어머니가 노골적으로 자신의 딸에게 적대적이었든, 꼴래뜨의 경우처럼 차갑고 형식적이었든, 또는 로베르뜨의 경우처럼 소유적이고 강요적이었든, 어느 딸도 자신의 어머니를 양육이나 모성적인 안정감을 제공하는 사람, 혹은 긍정적인 여성 역할의 모델로 경험하지 못하였다. 모성 박탈이 가장 심했던 노엘의 경우, 아버지의 존재가 전혀 보상이 되지 않았기 때문에 그녀가 자신을 받아들이고 개별적 정체성의 진정한 의미를 확립하는 것이 가장 어려웠던 이유를 설명할 수 있다. 비록 관습적이고 엄격하였지만, 그래도 꼴래뜨의 어머니는 딸에게 가장 덜 해로웠기 때문에 꼴래뜨가 음주를 하고 좌절을 하는 가운데에서도 어머니라는 존재에서 가장 큰 만족을 발견하고 여성이라는 것에서 단순한 즐거움을 경험하는 매력적인 여성일 수 있었다.

이와 같은 공통적인 부정적 모성 콤플렉스와 관련되는 것은 공통적인 긍정적 부성 콤플렉스다. 그러나 아버지상은 실재하는 아버지의 현실적인 모습보다 훨씬 이상화되고 팽창되어 있다. 이것은 부정적인 어머니에 대한 필연적인 보상compensation으로써 긍정적인 다른 부모에게 일종의 과부하가 일어난 것이다. 그러나 아버지가 문자 그대로, 또는 상징적으로 그녀의 아동기에 부재하였으며, 많은 구체적인 지지를 제공하지 못하였다는 사실 때문에 딸의 정신에서는 보상이 될 수도 있다. 자연은 진공 상태를 좋아하지 않기 때문에 현실이 그것을 제공하지 않는다면 정신은 필요한 것을 만들어 낼 것이다. 노엘의 사례를 보면, 아버지가 돌아가신 다음에 그녀는 아버지를 훨씬 이상화하게 되었고, 이것이 그녀의 두 번의 결혼에 영향을 주면서 여전히 매우 만족하지는 못하는 세 번째 결혼으로 이끌었다. 융은 과장된 영웅 아니무스의 내재화된 상이 지나치게 강하다면, 여성이 현실의 남자와 행복을 발견하기는 불가능할 것이라고 이야기하였는데, 노엘의 사례는 이것을 잘 보여 준다.

> 변덕스러운 운명에 의해 이 유아적인 여성과 접촉할 때, 그 남자는 모든 것이 끝난 것이다. 그녀는 즉시 그를 자신의 아니무스 영웅과 동일시하고, 즉각 이상적인 인물로 간주할 것이다. 그러나 그녀의 이상적인 상에서 조금이라도 벗어나면 가장 무서운 처벌의 위협에 직면할 수밖에 없게 된다.[110]

노엘이 실제 남성을 벌주었다고 말하는 것은 과장된 것이다. 오히려 그 반대가 진실에 더 가깝다. 적어도 술을 마시기 전까지 그녀의 분노는 자신을 향하였다. 그러나 결과는 동일하다. 여성으로서의 열등감과 성취할 수 없는 과대평가된 남성성 때문에 그녀의 남자와의 관계는 파멸로 끝이 났다.

로베르따가 재혼을 꺼리는 것은 현실 세계의 모든 남자를 능가하는 그녀 마음속의 아니무스 영웅 때문일 수도 있다. 그러나 그녀는 분석 작업을 통해서 이 콤플렉스에 동화하고 있으며, 그래서 자신의 아니무스가 의식화되어 자신을 위해 기능하도록 노력하고 있다. 반면에 솔랑즈와 꼴래뜨는 지금 행복한 결혼 생활을 하고 있는데, 그들은 자신들이 단주모임에 참여한 후에 이렇게 되었다고 하였다. 이상적인 남성성은 단주모임의 영적인 참여에서 비개인적인 출구를 발견하였으며, 이 때문에 현실의 남자와의 관계가 가능하게 된 것이다. 로베르따와 노엘과는 달리, 솔랑즈와 꼴래뜨의 아버지는 딸이 성장할 때 어느 정도 긍정적인 따뜻함과 관심을 보였다. 아마도 그러한 점이 그녀들이 심리적인 아니무스 영웅을 보다 쉽게 다루는 데 상당한 도움을 준 듯하다.

마지막으로 이들 네 명의 여성은 모두 힘들고 불행한 결혼 생활을 한 부모들의 자녀였고, 부모의 가정적 배경이나 기질이 매우 달랐으며, 자신들의 어려움을 의식하지 못하였다. 또한 그들은 개인으로서 자신들의 특정 측면을 인정할 수도 없었다. 대신에 그들은 서로에게 투사하거나 페르소나상에 머물러, 갈등을 무시하거나 도망가는 것을 선택하였다. 따라서 대극의 갈등은 해결되지 않고 남아 있었는데, 그 결과 어린아이는 자신의 내부에서 분열을 느꼈다. 이로 인해 그들이 어린아이였을 때 이 모든 여성이 경험한 가족의 비밀과 그림자가 배열되었다. 그렇게 그녀들은 집단에서 소외되었으며, 무의식으로 도피하지 않을 수 없었다. 마취제로써 그리고 고통과 문제를 피하는 수단으로써 음주는 계속되었다.

원형적인 주제

앞의 네 명의 사례에는 공통의 개인적이고 심리적인 요소가 있는데, 그 외에 비슷한 원형적인 요소도 있다. 첫째, 그들의 '신화'에는 아폴로적인 것과 디오니소스적인 것의 갈등이 두드러진다. 이것은 3장에서 그 특별한 주제를 보여 주기 위해 사용된 주부와 가수의 이야기에서 제시되었던 것과 똑같다.

음주를 시작하기 전에도, 그들은 가부장적인 올림포스의 가치 기준을 따라 완벽함과 '옳은 것'에 대한 아폴로적인 기준을 추구했었다. '착한' 소녀가 되기로 결심했던 노엘은, 인정받기 위해 열심히 일했고, 남자가 완벽한 '금발의 그리스 신'처럼 보였기 때문에 결혼하였다. 그리고 그녀는 여전히 '멋있고, 완벽하고, 아름다운' 사람이기를 소원한다. 솔랑즈는 그녀가 가졌던 자신과 '부부'에 대한 페르소나 이미지에 따라서 두 번째 남편에게, 완벽한 부인이 되기로 결심하였다. 남성처럼 성취하려는 욕망을 가진 꼴래뜨는 완벽한 가정주부, 어머니, 그리고 전문직 여성이 되고자 하였다. 그리고 로베르따의 경우에는 완벽한 신사 남편을 둔 완벽한 여주인이기를 열망하였다.

기본적으로 그녀들 누구도 자신이 성장한 사회의 가치에 대해서 의문을 품지 않았다. 그녀들은 남성의 동료로서 또는 자기 자신의 권리로서, 단지 자신이 속한 사회에서 최고가 되고자 했던 것이다. 그들 모두는 아폴로적 기준을 따라 높은 목표를 추구하며, 사회의 구성원이 되고, 또한 월등해지려고 했다. 그러나 그들이 추구하는 이상을 부드럽게 조절할 수 있는 어떤 강한 남성이 없었기 때문에, 그들의 목표는 매우 완고해졌다.

결국 그녀들은 완벽함과 성취의 집단적 이미지를 선택하여야 했으며, 이것이 여성으로서, 그리고 인간적 존재로서 개인의 현실감으로 완화되지도 또 조절되지도 않았기 때문에 그녀들은 의식이 지나치게 일방적일 때면 항상 나타나 우세해질 준비가 되어 있는 대극, 즉 아폴로의 대극인 디오니소스를 경험하게 된 것이다.

그녀들이 술에 취하지 않았을 때의 일상에서도 디오니소스적인 요소가 전혀 없었던 것은 아니다. 꼴래뜨가 배우가 되고자 했던 열망에서, 솔랑즈와 노엘의 모델 경력에서 우리는 디오니소스를 볼 수 있다. 노엘은 "나는 의상에 따라 걸음과 스타일을 변화시킬 수 있었어요."라고 이야기하였는데, 이것은 신의 다중성과 환상성을 반영하는 것이다. 그러나 이러한 한순간의 경험은 곧 부모의 압력으로 좌절되었다. 부모는 보다 관습적인 방식, 즉 여성의 역할에 대한 특정 관념에 적합한 방식을 따라 살도록 간섭하였던 것이다.

드디어 아폴로가 승리했고, 그래서 디오니소스는 움츠러들었다. 하지만 디오니소스는 훗날 저항하기 어렵고 파괴적인 형태인 술의 신이 되어 돌아왔다.

그들의 음주 사례에서 우리는 전형적인 디오니소스적 요소를 찾을 수 있다. 꼴래뜨는 조용한 지역사회와는 정반대인 남아프리카의 달콤한 생활dolce vita에 열광하였으며, 훗날 전형적인 지루한 삶의 한계를 넘어 자신이 원하는 것은 무엇이든 할 수 있고, 될 수 있기를 꿈꾸었다. 그러고는 성격이 공격적으로 변하면서 자녀와 가사에 대한 책임감이 감소하였다. 로베르따는 갑자기 자신이 여주인으로서 매력적일 수 있음을 깨달았고, 의존성이 증가하고 기억 상실을 경험하였으며, 집에 혼자 있을 때는 통제력을 잃었다. 솔랑즈는 숨막히는 가정을 벗어나 매력적인 상류 사회의 삶에 빠졌으며, 남편과 디오니소스적인 술잔치를 하고, 외톨이가 되어 거의 죽기 직전에 이르렀다. 노엘은 자신의 실망스럽고 지루한 현실을 벗어나 유령과 같은 연인과의 백일몽에 빠져들었고, 가사를 끝마치도록 스스로에게 활력을 주기 위해 술을 마셨으며, 가정적이고 부드러운 성격의 부인에서 험한 말을 하며 거친 여자로 변하였다.

네 명의 여성 모두, 이완시키는 위대한 자인 디오니소스의 즐겁고 영감적인 면을 어느 정도 경험하였지만, 그 뒤에 그의 발광, 야성과 파괴성 같은 어두운 측면이 따라왔다. 그녀들은 모두 디오니소스에 헌신적이었으며, 그의 숭배자였고, 비밀과 강박과 경배를 통해 그에 의지하였다. 데이비드 스튜어트가 『자유를 향한 갈증Thirst for Freedom』에서 말한 것과 같이, "중독은 종교와 같아서 자신보다 광대한 어떤 것을 절대화하고 숭배하는 점에서 동일하다. 차이라면 다만 종교에서는 자유로운 선택이 가능하다는 점이다."[111]

알코올중독에는 자유로운 선택이란 없다. 그것을 네 명의 여성들은 알게 되었다. 그러나 그들은 그것을 극복할 수 있었다. 그들은 모두 단주모임에서 이전에 자신들이 헛되이 추구하였던 아폴로적인 정신적인 가치를 발견하였다. 그들 모두가 잘 참여하였으며, 단주모임의 프로그램이 자신의 삶을 변화시켰다고 입을 모았다. 그들은 심지어 단주모임에 참여할 수 있도록 알코올중독자가 된 것에 '감사' 하기까지 했다.

여성성을 찾아서

마지막으로 나는 네 여성의 연구에서, 특정한 유형의 여성의 초상을 함께 구성할 수 있는 요소를 찾고자 하였다. 나는 그리스 신화에만 한정하여, 지나치게 술을 많이 마시는 개별 여성의 배경에 여성적 원형 패턴feminine archetypal pattern이 존재하는지 알아보았다.

이것을 위해서는 가족력과 음주력 외에도 여러 가지가 필요하다. 나는 이들이 어린아이였을 때와 청소년이었을 때 어떠했는지, 그들의 생활에서 무엇을 하였는지, 그리고 지금 그들의 모습은 어떠한지를 찾아내야 했다. 다시 말해, 그녀들의 기질과 경험에서 공통되는 요소를 찾으려고 하였다.

내가 알게 된 것은, 그녀들의 개인적인 삶에 관한 한 모두가 매우 생기 있는 어린 소녀였으며, 자신의 개성을 어떤 용기와 모험심으로 표현했었다는 것이다. 누구도 리본 달린 옷을 입은 '착한 어린 소녀' 모델에 부합하지 않았다. 오히려 로베르따는 네 살 때 도망가려 했었고, 꼴래뜨는 단순한 소녀에게 바라던 것 이상으로 많은 것을 성취했으며, 솔랑즈는 숨막히는 여학교의 분위기에서 탈출했고, 노엘은 '거들먹거리면서' 대답했었다. 이들 모두 어떤 면에서는 관습적인 어린 소녀에게 기대하는 착한 여성 역할을 거부하였다. 그러나 이렇게 용감하고 관습을 따르지 않는 태도는, 노엘의 경우처럼 억눌리거나 청소년기 후기에 포기되었다. 그리고 이 소녀들은 당시 유행하던 문화적인 모델인 예쁘고 인기 있는 십 대가 되려고 노력하였고, 성공을 거두었다.

이와 똑같은 패턴이 소녀들이 일을 하기 위해, 또는 이례적으로 어린 나이에 결혼을 하기 위해 집을 떠나면서 반복되었다. 누구도 필요 이상으로 부모에게 의존하지 않았다. 결혼을 했건 또는 하지 않았건, 그녀들은 모두 재정적으로 곤란하지 않을 때조차도 일을 찾아 나가는 적극적인 여성이었다.

모두 첫 결혼에 실패하였다. 사실 네 번의 결혼 중 두 번은 완성조차 되지 않았었다. 어떤 면에서 그것은 집을 벗어난 새로운 자유로운 삶에서의 짧은 삽화와 같은 것이었다. 그러나 가장 흥미로운 것은, 불안정한 직업인으로서의 삶이 부차적인 것이 되고 결혼이 물질적 안정을 가지고 왔을 때 최악의 음주가 시작되었다는 점이다. 결혼으로 안정이 되었을 때, 그녀들은 자신의 직업인으로서의 정체성을 상실하였다. 로베르따는 일을 그만두고, 모든 시간을 부인의 역할을 하며 우아한 가정을 꾸미는 데 투자하였다. 비록 이전에 술을 마시기 시작했지만, 그녀가 알코올중독이 된 것은 개인적으로 외부적인 도전이 없었던 바로 그때였다. 이것은 노엘의 경우에도 마찬가지다. 그녀는 평생 일을 하였고, 많은 여성이 주저앉았을 상황에서도 아이와 함께 잘 대처해 나갔다. 그녀는 더 이상 일을 할 필요가 없었을 때 알코올중독이 되었다. 꼴래뜨 역시 오직 어머니와 부인의 역할만을 하게 되었을 때, 처음으로 알코올중독이 되었다. 솔랑즈는 결혼했을 때 완전히 통제력을 상실하였다. 노엘만 제외하고, 이들은 모두 결혼하기 전에 술을 마셨으며, 때때로 음주를 통해 디오니소스처럼 되었다. 그러나 그녀들이 부인 또는 어머니의 역할이나 그 둘에 묶이면 디오니소스는 최악의 악마가 되었다.

이러한 사실과 함께 그녀들의 사내아이 같음과 직업 활동에 대한 욕구에 주목해 보면, 그리스의 여신인 헤라와 데메테르가 인격화한 원형적 패턴은 이 여성 알코올중독자들에게 부합하지 않는다는 것이 명백한 것 같다. 네 명의 여성이 헤라의 영역인 결혼을 적어도 두 번씩은 시도하였지만, 결코 목적 자체로서 만족을 주지 못하였다. 사실, 그녀가 결혼 생활을 제대로 해 보려고 하면 할수록, 자신의 역할에 전력을 다할수록, 미노스Minyos의 딸이 그러했던 것처럼 그녀들은 디오니소스의 유혹을 더 많이 받는 경향이 있었다.

그녀들 중 누구에게도 어머니로서의 역할도, 데메테르의 강인함도 삶을 만족시키는 방법이 되지 못했다. 꼴래뜨는 자신의 삶에서 아이를 키우는 것이 매우 어려웠음을 인정하면서, 단주모임에 참여한 이후 어머니로서의 역할과 감정을 기꺼이 수용했지만 그것이 애초에 자연스러운 본능이 아니었다고 말했다. 다른 여성 알코올중독자들이 그러했던 것처럼 노엘도 꼴래뜨와 마찬가지로 자신의 음주력에서 스스로 용서하기 가장 어려운 점은, 좋은 어머니가 되려는 기꺼움이나 능력이 부족해 아이들을 방치함으로써 그들이 겪어야 했던 고통이라고 하였다. 솔랑즈는 솔직하게 자신은 아이들을 원하지 않았으며, 남편에게 이미 자녀가 있던 것이 기뻤다고 하였다. 로베르따는 아이를 갖는 것은 인생의 다른 측면에 비해 중요하지 않다고 하였다.

주부의 원형적인 모델인 헤스티아는 어느 정도는 이들 여성 모두에게 존재한다. 네 명의 여성 모두 자신의 가정을 즐기며, 가정이 즐거운 곳이 될 수 있도록 노력하였다. 그러나 그녀들에게는 '단란한 가정' 이 가장 중요한 가치가 아니다. 헤스티아는 보조적인 방식으로 살아 있는 것 같았다. 그들이 구체적인 가정 환경에 더 많은 에너지를 쏟으려 하지 않은 것은 어머니 삶의 영향일 수 있다. 어머니들에게 가정은 그녀들의 창조성을 표현할 유일한 출구였을 뿐이며, 또한 '가정'과 깊은 관계를 갖는 것이 아니라 야심이 있었지만 좌절된 아니무스가 표현된 것에 불과했기 때문이다.

그녀들에게 사랑의 여신인 아프로디테Aphrodite가 충분했다는 증거도 없다. 그녀들은 아버지들의 딸이었지만, 그럼에도 특별히 '모든 남성을 위한 모든 것'이 되는 것을 행복해하는 '아니마 여성'도 아니었다.[112] 이들 모두가 매력적이었지만, 꼴래뜨를 제외하면 아무도 도발적이거나 유혹적이거나 요염하게 옷을 입지 않았다. 오히려 이들의 행동 방식과 복장은 고전적이거나 절제된 편이었다. 더구나 꼴래뜨를 제외하고는 누구도, 심지어 술에 취했을 때에도 자주 바람을 핀 적은 없다. 꼴래뜨에게만 이러한 아프로디테의 면모가 있었다. 그녀의 이러한 측면은 특히 술을 마시면 나타났으며, 지금도 그녀가 매력적이고 진정 아름답고 인상적인 옷을 입는 데서 분명히 그러한 특성이 보인다.

숲의 여신 아르테미스Artemis는 어떠한가? 전쟁의 신인 아레스Ares와 위대한 어머니Great Mother 사이에서 태어난 아르테미스는 무엇보다도 처녀 여신으로서 아마존 여전사에 가까운 원형이다.[113] 아마존의 여전사들이 그러하듯 아르테미스도 남자가 필요 없고, 모든 남성적인 일을 할 수 있다. 더욱이 신화에서 그녀는 디오니소스와 관련되어 있다. 그녀도 디오니소스와 마찬가지로 신성이 있지만, 그것은 올림포스의 냉정함과 문명이 아닌 처녀성과 야성이었다. 또한 디오니소스처럼 그녀도 여성 사냥꾼들의 숭배를 받는 사냥꾼이다. 디오니소스의 유모인 히프타Hipta는 아나톨리아의 최고 여신인데, 그래서 모계사회인 아마존 여전사들의 숭배를 받는다. 디오니소스처럼 아르테미스도 술 축제의 여사제bacchante가 될 수 있고, 그럼으로써 술에 취해 활과 치명적인 화살로 날뛸 수 있는 것이다. 여성으로서 아르테미스는 반집단적이고 반관습적인 여신으로서, 남성들이나 그들의 가치에 따라 자신을 규정하지 않으며, 또한 남성들의 욕망이나 그들의 규칙에 굴복하지도 않는다.

이러한 점을 숙고해 보면, 나는, 여자학교에서 솔랑즈는 반항적이었고 로베르따는 네 살 때 도망간 것이 생각났다. 또한 꼴래뜨는 학업 성적이 우수했고, 청소년기의 노엘은 반항적인 추녀상을 가진 채 밤에만 외출을 하였다. 이들은 이렇게 미운 오리새끼의 시기를 거쳤는데, 이것이 아르테미스의 시기였다.[114] 또한 그녀들 모두 가족에게서 독립하려는 욕망이 있었고, 자신들의 여주인이었으며, 남성적 일도 성취하려는 야망이 있었다. 공통적으로 첫 결혼에 실패한 것도 아르테미스를 암시하는 것 같다. 마치 이 여성들에게는 남성과 하나가 되거나 복종하는 것을 거부하는 무언가가 있는 것처럼 보인다. 분명 성격의 변화, 남편을 향한 공격성, 아이들의 방치 같은 그녀들의 음주 행동에서 우리는 술 축제의 여사제bachante인 아르테미스를 본다. 아르테미스는 가부장적 가정의 냉정한 올림포스적 질서에 반항하고 경멸을 쏟아냈다.

그러나 이것에 대해 숙고하면 할수록 나는 아르테미스가 이 사례들에 정말로 적합한 것이 아니라고 깨닫게 된다. 분명히 아르테미스가 그녀들에게 존재하며, 지금까지 언급된 다른 어떤 여신들보다도 그녀들의 심리에서 중요한 자리를 차지하고 있다. 그러나 아르테미스는 무엇보다도 여성들의 여신이며, 내가 관찰하고 면담하였던 모든 알코올중독 여성은 우선적이고 최고인 아버지들의 딸fathers' daughters이다. 그런 사례에서는 모계적 가치가 무의식 속에 있다. 그래서 아르테미스는 그녀들 그림자의 한 측면an aspect of shadow이며, 술을 마셨든 마시지 않았든, 강한 정서 상태에서 나타난다. 그 반면에 의식의 여성 자아는 여신 아테나goddess Athena가 인격화된 패턴에 더 반응하곤 하였다.

아테나는 특히 탁월한 능력의 소유자인 아버지의 딸이다. '우렁찬 목소리에 완전 무장을 하고' 115 제우스Zeus의 머리에서 태어난 아테나는 모성적인 원천과의 어떤 관계도 인정하지 않고, 또한 결혼도 거부하며 오직 그녀의 아버지에게만 헌신한다. 올림포스에서 그녀는 심지어 제우스가 편애하는 아들인 아폴로Apollo보다 앞서 두 번째 자리에 선다. 아폴로가 제우스의 대변인이라면, 아테나는 제우스의 대리인으로 도시의 설립자이자 지혜와 행동이 결합된 여신이다. 그래서 전쟁의 여신 아레이아Areia, 그리고 수공의 여신인 에르가네Ergane라는 별칭이 있는 것이다. 그녀의 모든 기능은 아버지인 제우스의 권력을 확립하고 유지하는 것과 관련된다. 마침내 그녀는 영웅들의 수호자가 되는데, 아테나 여신은 고르곤Gorgon을 눈으로 보지 않고 그녀의 방패에 반사된 것을 보도록 가르침으로써 페르세우스가 고르곤을 죽일 수 있도록 돕는다.[116]

이러한 모든 속성이 네 여성들의 삶과 성격에서 관찰된다. 전통에 어느 정도 저항을 해 보았지만, 그녀들은 본질적으로는 항상 집단에 속하고 싶어 했고, 국외자가 되었을 때는 불행하다고 느꼈다. 그녀들은 아이로서, 일하는 사람으로서, 부인으로서 집단의 기준에서 최고가 되고자 하였다. 그들의 직업적으로, 그리고 개인적으로 성공하려는 시도에서는 '영웅적'인 특성까지 보인다. 그녀들의 삶이나 외모를 보면 거친 독창성은 거의 찾아볼 수 없고, 남성적 시스템을 경멸하는 아마존 전사의 특성도 거의 보이지 않는다.

반면 그녀들은 스스로를 남자보다 열등하다고 생각하거나 남성들에게 추종하지 않았다. 아테나 여신처럼 그녀들은 스스로 남자와 동등하다고 생각했으며, 또한 여자들보다 남자 친구들을 더 많이 사귀고 싶어 했다. 그녀들 모두에게 전환점에서 남성이 아주 중요한 역할을 했는데, 여성들은 전혀 그렇지 못했다. 술을 마셨을 때, 그녀들은 히스테리와 같은 '여성적' 질병을 선택하기보다는 남성처럼 되어야 할 필요를 표현하였다. 단주모임에서 그녀들을 알코올중독자로 받아들였음을 깨달았으며, 남성과 프로그램 모두에 기꺼이 주의를 기울였다. '왕보다 더 왕정주의자인' 몇몇 여성은 남성보다 단주모임에 훨씬 더 열성적이다. 무엇보다도 이들 여성들은 남성들의 행동 방식을 받아들였다. 왜냐하면 그것이 그녀들에게 자연스럽기 때문이다. 그렇게 하기 위해 그녀들은 아르테미스 형이 그랬을지도 모르는 것처럼 남성을 앞서기를 원하지 않는다. 반대로 르네 맬러머드Rene Malamud는 그의 논문에서 아테나에 대해 다음과 같이 지적하였다.

> 남성들과 제휴하는 것이 그녀의 본질에 속한다. 항상 남성들에 대해서 생각하고, 항상 그들을 가까이 한다. 그녀는 에로틱한 것과는 구분되는, 남성에게 얌전을 빼는 것이 아니라 적극적인 노력에서 비롯된 엄격함과 명료함을 보임으로써 자신을 드러낸다.[117]

이처럼 그녀들은 남편에게 부인, 정부, 어머니, 가정부가 아니라 동료가 되기를 원했다. 결혼한 아테나 여성들은 남성들과 '협동'하면서 재정적으로 성공을 거두었는데, 이는 아버지의 대리인인 자신의 역할 속에서 아테나가 지지하고 격려하는 가치가 반영된 것이다. 그녀들이 아테나처럼 처녀가 아니라 결혼을 하였거나 성적으로 조금이라도 적극적인 것은, 독신인 아테나가 결혼한 사람보다 영향력이 떨어지고 전통적인 역할을 전적으로 거부하려는 여성이 거의 없는 문화적 상황이 반영된 모습이다. 게다가 문자 그대로의 처녀성이 요점은 아니다. 에스터 하딩이 처녀 여성virgin woman의 심리 묘사에서 '기본적으로 혼자one-in-oneself'라고 강조했는데, 이것은 현대의 아테나 여성들이 희망하는 모습이다.[118]

그렇다면 남은 질문은 "이 아테나 여성들이 아버지의 편애를 받을 때, 그리고 아버지의 질서를 창조하고 유지하는 역할 속에서 안전함을 경험한다면, 왜 그것에 반대되는 알코올중독에 빠지는가?" 하는 것이다.

이에 대한 대답은 그들의 아버지가 아주 만족스러운 제우스상이 아니었고, 그들의 어머니는 아테나의 출생에 분노했던 헤라처럼 부정적인 인물이었음에도 불구하고 그녀들에게 가장 큰 영향을 미쳤다는 데 있다. 아버지인 제우스의 보호를 받았고, 분노한 헤라를 두려워할 필요가 없었던 신화 속의 아테나와는 상황이 많이 달랐던 것이다. 아테나의 기질을 가지고 올림포스보다 못한 환경에서 태어난 현실의 여성들은, 자신의 아버지가 조정하지 못한 집단적 남성상을 방어하고 유지하는 것에 모든 에너지를 쏟아 부어야만 했다. 참으로 모두가 실망하였지만 그럼에도 아버지를 방어하였는데, 그것은 이 상화를 통해서만 가능했다.

집단적인 기준은 오직 그것만을 가지고 있는 개인에게는 공허하고 헛된 것으로 판명되기 마련이므로, 아테나의 갑옷과 투구는 사실 아테나가 자신의 성에 절대 허락한 적이 없는 디오니소스 '이단아'에게는 찢어지기 쉽고 취약하기 짝이 없다. 그러나 신화에서 그는 프로이투스와 미노스의 집에 들어가, '아테나의 과업과 헤라의 결혼'에서 그 여성들을 취했다. 우리는 이것이 그 과업과 결혼이 의미를 상실하였고 단지 안전, 양심이나 의식의 부족에 따른 역할이 되었기 때문이라고 가정할 수 있다.

알코올중독은 전염병 같다. 사실상 오늘날 그것은 전염병이다. 그러나 전염병은 저항력이 약하고 불량한 조건 속에 있는 어떤 취약성을 가지고 있는 사람들만 공격한다. 이런 의미에서 나는 많은 여성 알코올중독자의 취약성 또는 경향성은, 강하지만 지지받지 못한 아테나 기질에 있다고 생각한다. 현대 사회에서는 아테나가 여성성의 가치 있는 모델이 아니기 때문에, 그러한 기질이 헤라의 페르소나와 아폴로적 아니무스로 위장해야만 하는 것이다. 이것에 정서적인 뒷받침이 부족한 환경 속에서 성장하는 것이 더해져서, 그런 여성을 가부장적인 가치에 매달리도록 끌고 가는 것이다. 이 가부장적 가치는 너무나 일반적이어서 그녀 자신의 삶과 연결되지 않는다. 그래서 그녀는 무의식의 아르테미스적 그림자의 공격과 그녀가 억압하거나 항구에 묶어 두려고 애썼던 디오니소스적인 에너지에 취약한 것이다.

그러나 디오니소스나 자신의 그림자로 살아가는 경험이 없었다면, 이들 여성들은 단주모임에서 진정한 제우스와 올림포스 표상을 발견하지 못하였을 것이다. 이 표상은 비개인적이고 초월적인 가치, 그리고 다른 구성원, 특히 아테나가 선호하는 동반자인 남성과의 관계 속에서 살아가는 가능성 모두를 가지고 오기 때문에 만족을 준다.

결 론

이 책은 특히 여성들에게 적용되는 다양한 관점에서 알코올중독을 살펴보았다. 일반적으로 받아들이는 이론과 태도를 개관하는 것에서 시작하여, 그리스 여신인 아테나의 열망, 가치들과 원형적으로 관련시켜서 알코올중독인 여성의 초상을 마무리했다.

특히 아버지의 딸인 아테나는 아버지의 가치와 동일시하고, 그 가치를 방어한다. 아테나는 영웅들을 보호하며, 도시국가polis, 즉 도시, 문명화된 장소에 관련된 사람과 물건 모두를 보호한다. 그러나 인간은 신이 아니다. 인간이 지나치게 한쪽으로 치우치면 고통을 받는데, 이는 인간의 마음속에는 여러 신이 '살아야' 하기 때문이다.

르네 맬러머드가 '아마존 문제'에서 지적하였듯이—유리피데스의 히포리투스Hipploytus에서 아르테미스를 인용—"그리고 신들 간에도 법이 있다. 우리 중 누구도 다른 이의 목적을 좌절시키고 혼자 잘하도록 내버려 두어서는 안 된다."[119] 그래서 그들의 무의식의 한 면으로 아테나 세계를 가진 여성 알코올중독자들은 다른 원천, 즉 다른 신—가령 아르테미스와 디오니소스 같은—에게서 초대받게 된다. 그러나 단주모임 내에서도 기본 기질은 변하지 않으며, 단지 변형될 뿐이다. 알코올중독에서 회복된 여성들의 삶에서 가치들은 진정으로 그들 것이 된다. 무의식적인 모방이 아닌 것이다.

그렇다고 반드시 '모든 것이 가능한 세계에서 최선'으로 이끄는 것은 아니다. 그러나 분명히 '더 나은' 사람으로 이끈다. 인간 여성이라는 면에서 더 이상 술을 마실 필요가 없는 단주모임의 금주하는 개인 회원으로서 더 완전하게 살 수 있고 기능할 수 있는 사람이 된다. 여전히 신과 여신은, 아테나를 포함해서 부정적인 면도 있다. 비록 여성 음주자의 아테나 성향이 그녀의 회복하는 것을 돕고 절제를 발견하게 하고, 한계를 받아들이도록 도울 수 있다 해도, 동시에 상실도 경험하게 한다. 음주가 그 여성에게 가져다주었던 야성적이고, 비합리적이고, 뜻밖의, 올림포스와 반대되는 요소들의 상실이 있게 된다. 이것은 그녀의 합리적인, 즉 아폴로적인 아니무스의 강화와 그녀의 파괴성의 억압을 통해 일어나는 것 같다. 그러나 잠재적으로 디오니소스적인 면인 창조성이기도 하다. 머리 스타인Murray Stein이 말하듯이 아테나 관점은 너무나 강하다는 위험이 있다.

> 좋기도 하고 나쁘기도 한 아테나의 영혼이 치료에 들어가거나 분석에서 치료로 바뀌면, 분석가나 피분석자(또는 양쪽)는 완전히 '개선', '자아-설립' 행위, 영웅적인 추구, 구체적인 결과에 대한 꾸준한 노력에 강박적으로 관심을 보인다. ……생각을 행위로, 갈등에 빠지는 것에서 떠나 결정으로, 통찰에서 증진된 자아 방어로 옮길 것을 요구한다…….

그러나 그녀는 공격자[스타인에 따르면 (원형적인 제우스)]와 동일시의 방어를 사용하기 때문에 자신의 여성성의 완전한 표현으로 개

> 방을 위해 남길 수단이 없어진다. 이것은 영웅적인 추구의 방어를 선택한 심혼soul의 함정이다.[120]

같은 비난이 단주모임 방법에서도 나올 수 있다. 그러나 많은 여성 음주자에게 이 '함정'이 알코올중독의 구덩이보다는 차라리 낫다. 그것이 다른 것보다도 그들의 아테나 본성에 더 맞는 함정이기 때문에 차라리 더 나은 것이다. 분명히 아폴로의 완벽주의적인 가치면에서나 황홀한 무책임성의 디오니소스적인 유혹에서 진일보하였다. 그것은 그들을 오직 그들 자신—단주모임 프로그램이 밝히고 있는 올림포스적인 방식에 그들이 매달리게 되므로—이 되게 하는 것에 제한시킬 수 있다. 그러나 이면에서는 그들이 그 전에 결코 몰랐던 안과 밖 양쪽의 통합이 있다.

어떤 여성은 전적으로 이 통합에 만족하고 마침내 '속한다'는 것에 행복해하며 알코올을 버팀목으로 삼지 않고도 살 수 있다. 만일 그들이 노엘이 '흥분시키는 어떤 일이 일어나기'를 열망으로 표현하듯이, 약간의 후회를 느낀다 해도 대개는 그것을 찾기 위해서 음주로 돌아가지는 않는다. 꼴래뜨는 자신의 음주 환상 세계에 대해서 말할 때, "고맙지만 사절합니다. 대가가 너무나 커요."라고 했다.

단주모임의 집단 작업에 적극적으로 참여한다고 하더라도 다른 사람들은 술이 일단 제공하였던—또는 포함하였던— '없어진 어떤 것' 이상을 인식한다. 그리고 이것은 개인적인 방식으로도 마찬가지다. 보통 그들은 무의식을 활성화하는 어떤 창조적인 활동에 스스로 끌리는 것을 발견한다. 그것이 분석을 통해서든, 의미 있는 관계, 작업이나 취미를 통해서든지 말이다. 이것이 만족을 가져오면 종종 다른 것, 스타인이 '여성성의 완전한 표현'이라고 불렀던 것을 경험하는 데 필요한 반-아테나 여성적인 가치에 마음이 움직이기 때문이다. 그러나 이것은 개인적인 문제다. 왜냐하면 만일에 알코올중독이 여성 음주자에게 한 수준에서 회복과 변형의 시도를 강요할 수 있다면 금주 그 자체는 모든 회복된 알코올 환자를 개성화의 여정으로 강요하지는 않기 때문이다.

단주모임은 여성에게 무엇보다도 집단적이다. 특히 집단적인 남성성과 긍정적인 관계로 가는 방법이다. 대개의 여성이 음주자가 아니라고 하더라도 남성 세계에서 수용되지 못한다는 감정으로 고통받는다는 것을 고려할 때 나쁜 것은 아니다. 그러나 이것이 단주모임의 강점이라면 또한 그 한계다. 비록 단주모임이 아폴로와 디오니소스 사이의 화해에 영향을 끼칠 수 있고 여성 아테나 본성에 보다 건강한 출구를 제공한다 해도, 올림포스 안이나 밖에 있는 모든 신을 위한 포럼forum이 아니다. 그들은 다른 장소, 다른 표현 수단을 찾아야만 한다.

마지막으로 수많은 여성 알코올중독자가 아테나로 표상되는 모델과 상응하지는 않는다는 것을 말해야겠다. 그러나 내가 선택한 예들은 삶을 붕괴시키는 심리적인 문제의 원천이나 중독으로 오직 술의 문제만 가졌던 여성들이다. 술을 너무나 많이 마시는 여러 다른 유형의 여성들—데메테르형, 헤스티아형, 아프로디테형 등에 더 가까운—을 나는 알고 있다. 그러나 예외 없이 모두가 다른 중독—약물, 음식, 알약 등—이나 술보다 더 중요하거나 동등한 심한 정신적인 장애를 가지고 있다. 나는 여성의 술에 대한 측면은 아테나 측면에서 나온다고 확신한다. 그리고 이 측면은 단주모임에서 도움을 발견할 수 있다. 소위 다른 신이나 여신들이 그녀의 심리에서 아테나보다 더 중요할 수도 있다. 이것들은 다른 중독이나 문제에서 나타날 것이다.

우리는 그런 많은 여성을 단주모임에서 만난다. 많은 다른 사람처럼 음주 문제를 가지고 있는 여성들이다. 그러나 얼마간 다른 사람보다 더 복잡하며, 그리고 문제가 되는 것 같다. 어떤 사람은 그들의 아테나 측면을 통해서 그 프로그램에 연관시키려고 한다. 이것은 그들의 다른 문제를 간접적으로 돕는다. 그러나 많은 사람은 그렇지 않다. 아테나가 그들 속에서 단주모임이 도울 수 있는 그들 정신의 다른 부분을 '확신시키는' 데 충분히 강하지 못하거나—이 경우에 '그것을 할 수 없다고 한 사람들' 이 말하듯이 그들은 '어쩔 수 없는 이유로' 탈락한다—아니면 그들은 '해내고', 금주하지만 다른 사람과는 아주 다르게 보통은 침묵 속에서 계속 고통받는다.

단주모임은 중독된 사람을 위한, 유일하게 세계적이고 오래된, 성공적인 프로그램이다. 그러므로 이중 중독—하나는 술이라면—을 가진 사람들은 그곳에서 도움을 계속 받을 것이다. 운이 좋다면 적어도 술에 대해서는 작용할 것이다. 그러나 항상 그런 것도 아니고 누구에게나 맞는 것도 아니다. 단주모임 프로그램의 성격상 오직 알코올중독만을 치료할 수 있고, 이것은 '동병상련'이라는 격언에 근거한 집중에 따라 그 영역에서의 성공이 확실하다. 그러나 특히 약물과 술, 음식과 술 같은 이중 중독은 여성에게 점점 더 흔해지고 있다. 이런 문제를 가진 사람들이 지지받을 수 있는 곳을 발견할 수 있도록, 단주모임과 같은 곳이 많이 생겨나기를 바란다.

부록 1

| 단주모임의 12단계 |

1. 우리는 알코올에 무력했으며, 우리의 삶을 통제할 수 없게 되었음을 인정한다.
2. 우리보다 더 강력한 힘이 우리를 정상적인 상태로 회복시켜 줄 것이라고 믿는다.
3. 우리가 신을 이해하였듯이 우리의 의지와 삶을 신의 가호에 넘겨 주기로 결정하였다.
4. 우리 자신에 대해 탐구하고 두려움 없는 도덕적인 질문지를 만들었다.
5. 우리가 잘못한 것들의 정확한 특성을 신에게, 우리에게, 다른 사람들에게 인정하였다.
6. 이런 성격의 모든 결함을 신이 없애시도록 바라며 완벽하게 준비하였다.
7. 신에게 우리의 결함을 없애 주시라고 겸손하게 간구한다.
8. 우리가 상처를 주었던 사람들의 목록을 만들었다. 그리고 그들

모두를 위해 기꺼이 수정하려고 한다.

9. 가능하면 어느 곳에서나 그런 사람들에게서 직접 수정하려고 하였다. 그렇게 하는 것이 다른 사람이나 그들에게 상처를 줄 때는 제외하였다.
10. 개인 검사지로 계속 점검하면서 우리가 잘못을 할 때는 즉각적으로 그것을 인정하였다.
11. 기도와 명상을 통해서 우리가 신을 이해하였듯이 신과의 의식적 접촉을 증진하도록 추구하였다. 우리는 우리를 위한 당신 의지의 지식과 그것을 수행하는 힘에 대해 기도하였다.
12. 이 단계의 결과로 영적인 깨달음을 얻어서 우리는 이 메시지를 다른 알코올중독자에게 알리려고 노력하였고, 이 원리를 우리의 모든 일에 적용하려고 노력하였다.

부록 2

| 단주모임의 12전통 |

1. 우리 공통의 복지가 우선이어야 한다. 즉, 개인적인 회복은 단주모임의 단결에 달려 있다.
2. 우리의 목적을 위하여 오직 하나의 궁극적인 권위만이 있을 뿐이다. 사랑하는 신으로서 그는 우리의 집단 양심 속에 나타날 뿐이다. 우리의 지도자는 오직 믿음의 종이다. 그는 군림하지 않는다.
3. 단주모임 회원에게 필요한 유일한 조건은 단주에 대한 열망이다.
4. 각 집단은 다른 집단이나 전체 단주모임에 영향을 주는 방식만 아니면 자율적이다.
5. 각 집단은 오직 일차적인 목적만을 갖는다. 즉, 술로 고통받는 사람들에게 그 메시지를 수행한다.
6. 단주모임 집단은 어떤 관련된 기관이나 외부 기업을 위해서 절대로 단주모임의 이름을 기입하거나 빌리거나 보증을 설 수 없다. 이것은 우리의 일차적인 목적에서 벗어나 돈, 명예의 문제

를 일으키지 않기 위해서다.

7. 각 단주모임 집단은 완전히 자족해야 하고 외부로부터의 기부는 줄인다.
8. 단주모임은 영원히 비전문적인 채로 있어야 한다. 그러나 우리의 사업 센터는 특별 직원을 채용할 수 있다.
9. 단주모임은 조직화될 수 없다. 그러나 봉사하는 사람들에게 직접 책임이 있는 봉사위원회나 자문회는 만들 수 있다.
10. 단주모임은 외부 문제에 대한 의견을 내지 않는다. 따라서 단주모임 이름은 결코 공적인 논쟁에 들어가서는 안 된다.
11. 우리의 공공 관련 정책은 증진보다는 친목에 둔다. 우리는 항상 언론, 라디오, 영화에서 개인적인 익명성을 유지한다.
12. 익명성은 우리의 모든 전통의 영적인 기초다. 그래서 항상 우리에게 개인의 성격에 앞서 원칙들을 배치하도록 상기시키기까지 한다.

부록 3

|빌 윌슨-칼 융의 편지|

1968 1월 넝쿨에서

이것은 단주모임의 초기 역사의 중요한 장이다. 처음 1963년 1월에 넝쿨이 인쇄되어서 1968년 1월 재판되었다 이 두 개의 판본은 매진되었다.

이 편지들의 특별한 왕래는 처음으로 밝혀졌을 때 단주모임의 직접적인 역사적인 기원이었을 뿐만 아니라 융은 과학자들과 깊이 관련되고 과학적인 명성이 위협을 받고 있어도 회복의 궁극적인 원천은 영혼적인 원천이라는 심오하고 영원한 믿음을 밝히는 데 조심해야 한다고 느꼈을 만큼 묘한 상황에 있었다. 융 박사 편지의 출판권은 융 본부에서 넝쿨에게 주었다.

1961년 1월 23일

친애하는 융 박사님께

이 감사의 편지는 너무나 많이 늦었습니다.

우선 저는 단주모임 단체의 공동 창설자의 한 명인 빌 윌슨입니다. 선생님이 우리에 대해서는 분명히 들어서 아시겠지만, 선생님의 환자 중 한 명인 로랜드 H.씨와 했던 대화를 알고 계실지 의문입니다. 1930년대 초, 그 대화는 우리의 친목회를 만드는 데 중요한 역할을 하였습니다.

로랜드 씨가 돌아가신 지 오래되었지만 선생님께 치료를 받을 때 그의 훌륭한 경험의 기억은 결정적으로 단주모임 역사의 한 부분이 되었습니다. 우리가 기억하는 선생님과의 경험에 대한 로랜드 씨의 언급은 다음과 같습니다.

그는 알코올중독에서 회복하기 위한 모든 수단을 다 경험하고서 1931년경에 선생님의 환자가 되었습니다. 그는 선생님의 치료를 아마 1년쯤 받은 것으로 생각합니다. 선생님께 대한 그의 존경은 끝이 없었습니다. 그리고 그는 선생님께 대한 깊은 신뢰감을 가지고 선생님을 떠났습니다.

그는 너무나 당황스럽게도 다시 중독에 빠졌습니다. 선생님께서는 분명히 그의 '마지막 회복의 장'이셨습니다. 그는 다시 선생님의 치료를 받으러 갔습니다. 그리고 선생님과의 대화는 단주모임을 설립하는 일련의 사건들의 첫 번째 단추가 되었습니다.

제가 회상하는 그 대화에 대한 그의 설명은 이것입니다. 무엇보다도, 첫째 선생님께서는 그에게 더 이상의 의학적인 또는 정신과적인 치료에 관해서 희망이 없다고 솔직하게 말씀하셨습니다. 선생님의 이런 확고하고 겸손한 말씀은 의심할 바 없이 우리 단체가 세워지는 데 초석이 되었습니다.

그가 너무나 신뢰하고 존경하는 분인 선생님에게서 나오는 말씀이었기 때문에 그에게 미친 영향은 거대하였습니다. 그래서 그는 선생님께 어떤 다른 희망이 있는지 물었습니다. 그때 선생님께서는 그에게 영적이거나 종교적인 경험의 주체가 될 수 있다면 가능할 수도 있다고 말씀하셨습니다. 진솔한 대화였지요. 선생님께서는 그런 경험을 가져올 수만 있다면 다른 아무것도 가능하지 않을 때 그에게 다시 동기를 줄 수 있다고 지적하셨습니다. 그러나 선생님께서는 그런 경험이 때로는 알코올중독자를 회복시키기도 하지만 상대적으로 아주 드물다는 주의도 주셨습니다. 선생님께서는 그를 종교적인 분위기에 스스로 도달하게 하셨고, 최선의 희망을 안겨 주셨습니다. 제가 볼 때 이것이 선생님 충고의 실체였습니다.

로랜드 씨는 그 즉시 선생님께서도 아시는 바와 같이 유럽 최고의 성공을 이룬 전도 운동인 옥스퍼드 집단에 합류하였습니다. 선생님께서는 자기-조사, 고백, 회복, 그리고 타인을 위한 봉사에 자신을 놓으라는 원리를 크게 강조한 것을 기억하실 것입니다. 그들은 강하게 명상과 기도를 강조하였습니다. 이런 상황에서 로랜드 씨는 술을 마시려는 강박에서 얼마 동안 그를 해방시키는 대화 경험을 발견하였습니다.

뉴욕으로 돌아온 그는 여기에서 옥스퍼드 집단에 아주 적극적이 되었습니다. 그 당시 감독파 목사인 사무엘 쇼메이커 박사가 이끄는 집단이었습니다. 사무엘 쇼메이커 박사는 그 운동의 창립자 중 한 사람이었고, 그의 강한 성격은 엄청난 성실성과 확신을 가지고 있었습니다.

1932~1934년 당시에 옥스퍼드 집단에서 많은 알코올중독자가 술을 끊었고, 로랜드 씨는 이 고통을 받는 사람들과 같아질 수 있다고 느꼈습니다. 그래서 그는 여전히 다른 사람들을 돕겠다고 했습니다. 그 중 한 사람이 우연찮게도 나의 오랜 학교 친구였습니다. 그의 이름은 에드윈 T. 였습니다. 그는 누군가에게 어떤 기관에 넣어 버리겠다는 위협을 받고 있었습니다. 그러나 로랜드 씨와 옥스퍼드 집단의 회복한 다른 알코올중독자가 이 말을 듣고 그를 도와서 술을 끊게 하였습니다.

그때 저는 알코올중독자가 되어 가고 있었습니다. 그리고 나 스스로 입원하겠다고 압력을 주었습니다. 다행스럽게도 저를 맡은 사람은 윌리엄 D. 씨크워쓰 의사였습니다. 그 의사는 아주 훌륭하게 알코올중독자를 이해하고 있었습니다. 그러나 선생님께서 로랜드 씨를 포기한 것처럼 그도 저를 포기하였습니다. 그의 이론은 이랬습니다. "알코올중독은 두 가지 구성 요소가 있다. 하나는 강박적인 행동으로 자기 의사와 이익 때문에, 그리고 알레르기로 불리는 어떤 대사장애에 대항하여 환자는 마시지 않을 수 없다. 알코올중독 환자의 강박적인 사고는 그의 음주가 계속될 것이라고 하는 것을 보증하고, 그 알레르기가 환자를 마침내는 황폐화시키고 미치게 하거나 죽게 할 것이라고 확신한다." 저는 그 선생님이 도울 수 있다고 생각하는 몇 명 안 되는 환자 중에 하나였지만, 결국 그 선생님은 제가 희망이 없다고 말을 해야만 하였습니다. 저 역시 감금되어야 했습니다. 저에게 이것은 산산이 부서지는 듯한 재난이었습니다. 로랜드 씨가 선생님과 대화 경험에서 준비되었던 것처럼 훌륭한 씨크워쓰 박사님이 저를 준비시켰습니다.

제가 곤경을 치른 이야기를 듣고는 에드윈이 저의 집으로 찾아왔습니다. 그때가 1934년 11월이었는데, 나는 내 친구 에드윈이 희망이 없는 환자라고 오랫동안 알고 있었습니다. 그런데 그는 분명히 '해방'의 상태에 있었습니다. 그는 단지 옥스퍼드 집단에 아주 잠시 참석했을 뿐이었습니다. 보통의 우울과 확연히 다른 이 분명한 해방은 큰 확신을 주었습니다. 저와 비슷한 환자였기 때문에, 그는 저와 아주 깊게 솔직한 이야기를 할 수 있었습니다. 저는 단번에 제가 그와 같은 경험을 추구해야 하고, 만약 그러지 않는다면 아니면 죽는다는 것을 알았습니다.

저는 다시 씨크워쓰 병원으로 돌아갔습니다. 그곳에서 저는 다시 한 번 더 술을 끊게 되었고, 그래서 친구의 해방의 경험에 대한 더 분명한 관점을 얻게 되었습니다. 로랜드 씨가 그에게 찾아갔습니다.

술로부터 다시 한 번 깨끗해지자 저는 제가 지독하게 우울하다는 것을 알았습니다. 이것은 제가 아주 조금의 신앙도 가질 수 없다는 데 원인이 있는 것 같았습니다. 에드윈이 다시 저를 방문했습니다. 그리고 단순한 옥스퍼드 집단 요강을 반복하였습니다. 그가 저를 떠나자마자 저는 다시 더 우울해졌습니다. 저는 더 심한 절망 속에서 소리쳤습니다. "만약 신이 있다면, 신은 스스로를 나타낼 것이다." 거기에서 즉각적으로 저에게 거대한 충격과 한 차원의 빛이 오고, 언젠가 제가 '단주모임 교과서Alcoholic Anonymous'와 『단주모임시대가 온다AA comes of Age』는 책에서 묘사하려고 애썼던 어떤 것이 왔습니다. 이 책은 기본 교과서로 곧 선생님께 보내드리겠습니다.

술에 대한 강박에서의 해방은 즉각적이었습니다. 단번에 저는 제가 자유로운 인간이라는 것을 알았습니다.

제가 이런 경험을 한 직후에 제 친구 에드윈이 병원에 왔습니다. 그리고 윌리엄 제임스의『종교적인 경험의 다양성variety of religions experience』의 복사판을 가져다주었습니다. 이 책은 저에게 그 다양성이 무엇이든지 간에 대부분의 종교적 귀의 경험은 자아 붕괴의 깊이에서 최대의 공통분모를 가지고 있다는 깨달음을 주었습니다. 개인은 불가능한 딜레마에 직면하게 됩니다. 저는 강박적인 음주로 인해 그 딜레마를 만들었습니다. 그리고 저의 의사가 희망이 없다는 깊은 절망감을 더 깊게 만들었습니다. 선생님을 존경하는 로랜드 씨가 희망이 없다는 선생님의 증거를 가지고 왔을 때, 또한 알코올중독인 제 친구가 저를 만났을 때 그것은 더욱더 깊어졌습니다.

제 영적인 경험의 과정에서 알코올중독자 단체의 전망이 떠올랐습니다. 각자 자기 경험을 다음 사람에게 밝히고 전달하는 것입니다. 즉, 사슬고리 형태입니다. 만약에 환자가 알코올중독이 과학적으로 희망이 없다는 뉴스를 새로운 전망으로 전달받는다면, 그는 신참자를 변환시키는 영적인 경험으로 더 넓게 열도록 할 수 있을지도 모릅니다. 이 개념은 단주모임이 이후 성취한 것처럼 그 같은 성공의 기초라는 것이 증명되었습니다. 이것이 거의 전반적인 근거 같은 위에서 이용 가능한 전환 경험—거의 모든 다양성은 제임스가 보고하였습니다—을 만들었습니다. 우리는 지난 25년 동안 약 30만 명 이상 회복시켰습니다. 미국과 전 세계에 오늘날 8천 개의 단주모임 집단이 있습니다. (1974년에 세계 회원이 약 725,000명이고 집단의 수는 거의 22,500개였다.)

우리 단주모임은 선생님과 옥스퍼드 집단의 쇼메이커 박사님, 윌리엄 제임스, 그리고 저의 의사 선생님인 씨크워쓰 박사님에게 거대한 은혜를 입었습니다. 선생님께서 더 분명하게 아시다시피, 이 사건의 놀라운 사슬고리는 오래 전에 실제 선생님의 진료실에서 시작하였습니다. 그리고 그것은 선생님 당신의 겸손과 깊은 지각 위에서 직접적으로 세워졌습니다.

아주 많은 사려 깊은 단주모임의 회원은 선생님 저술의 학생들입니다. 인간은 지성과 정서와 2불짜리 약물 이상의 어떤 것이라는 선생님의 확신 때문에, 저희가 스스로를 사랑하게 만드셨습니다.

우리 단체가 어떻게 성장하였고, 어떻게 그 전통을 발달시켰고, 그 기능을 구조화하였는지 제가 선생님께 보낸 책과 팸플릿에 나와 있습니다.

선생님께서는 또 '영적인 경험'에 덧붙여서 많은 단주모임이 더 다양한 정신적인 현상을 보고하는 것을 배우는 데 관심을 가지게 하셨습니다. 그것은 상당히 많이 축적되었습니다. 단주모임에서 회복을 한 다음에 다른 회원들도 선생님의 치료에 많은 도움을 받았습니다. 몇 명은 주역과 선생님이 그 주역에 훌륭한 소개를 한 것에 흥미를 갖게 되었습니다.

선생님께서는 우리 회원의 애정과 역사에서 어느 누구보다도 특별하신 분입니다.

감사드리면서

빌 윌슨

1961년 1월 30일

친애하는 윌슨 씨

당신의 편지를 잘 받았습니다.

나는 로랜드 씨에게 어떤 소식도 듣지 못했습니다. 그래서 자주 그의 상태가 어떻게 되었는지 궁금했었습니다. 그가 선생님에게 말한 우리의 대화는 그가 알지 못했던 측면이 있는 것 같습니다. 그 이유는, 당시 나는 말을 매우 조심해야 해서 모든 것을 이야기할 수 없었습니다. 나는 내가 할 수 있는 모든 방식에서 오해를 하고 있었다는 것을 발견하였습니다. 그래서 나는 로랜드 씨에게 말할 때 아주 조심하였습니다. 그러나 내가 정말로 생각하였던 것은 이런 종류의 사람들이 가지고 있는 많은 경험의 결과였습니다.

술에 대한 그의 탐닉은 낮은 수준에서 양가적이었습니다. 전체를 향한 우리 존재의 영적인 갈망은 중세의 언어로 표현하면, 신과의 합일입니다.

'어떻게 한 사람이 오늘날 오해되지 않은 언어로 그런 통찰을 명확하게 말할 수 있을까?'

그런 경험에 대한 바르고 유일한 합리적인 방식은 현실에서 당신에게 일어난 것입니다. 그리고 그것은 당신이 더 높은 이해를 향해 나아갈 때 오직 당신에게 일어날 수 있습니다. 당신은 은혜의 행위에 의해서, 아니면 친구와 사적이고 정직한 접촉을 통해, 아니면 단순한 합리화의 감옥을 초월한 마음의 고등교육을 통해서 그 목적으로 갈 수도 있습니다. 나는 당신의 편지에서 로랜드 씨가 두 번째 길을 선택하였다는 것을 알았습니다. 그 길은 그 상황에서는 분명히 최선의 방법이었습니다.

나는 인식되지 못한 영적인 욕구가 만일에 진정한 종교적인 통찰로, 혹은 인간 사회의 보호막으로 대응하지 않는다면 이 세상에 만연하고 있는 악의 원리는 파멸로 갈 수 있다고 강하게 확신합니다. 보통 사람이 하늘의 작용에 의해서 위에서 행위로 보호되지 않고, 사회에서 소외된다면 그 사람은 악의 힘에 저항할 수 없습니다. 그 악은 아주 적당히 악마라고 불립니다. 그러나 그런 용어의 사용은 너무나 많은 잘못을 야기합니다. 오직 그들을 가능한 멀리 있게만 할 수 있을 뿐입니다.

내가 로랜드 씨에게 완전하고 충분한 설명을 해 줄 수 없었던 이유가 있습니다. 그러나 내가 일반적으로 알코올중독에 대해서 듣는 잘못된 상투적인 말을 넘어서 관점을 획득하였다는 당신의 아주 예의바르고 정직한 편지에서 내린 결론 때문에 나는 당신에게도 그럴 위험이 있습니다.

당신은 라틴어로 '알코올'이 영혼spiritus인 것을 아십니까? 그리고 당신이 똑같은 언어를 가장 높은 종교적인 경험과 가장 타락시키는 독물에 사용하고 있다는 겁니다. 여기에 도움을 주는 공식이 있습니다. '술에는 영혼으로 맞서라spiritus contra spiritum' 입니다.

당신의 친절한 편지에 감사드립니다.

칼 융

용어 해설

| 감정 | 네 가지 정신 기능 중 하나다. 관계와 상황에 가치를 주는 합리적인 기능이다. 감정은 정서와 구별되는 것으로 활성화된 콤플렉스에서 나온다.

| 개성화 | 개인의 독특한 심리적인 현실의 의식적인 실현화로 강점과 제한점을 함께 가지고 있다. 그것은 정신을 조정하는 중심으로써 자신의 경험으로 이끈다.

| 그림자젊은이-노인 | 부정적이거나 긍정적인 것에 관계 없이 특성과 태도라고 할 수 있는 성격의 무의식 부분이다. 의식적인 자아는 거부하거나 무시하는 성향이 있다. 꿈꾸는 사람과 동성인 사람이 꿈에 나타나서 인격화된다. 의식적으로 자신의 그림자를 동화시키는 것은 일반적으로 에너지 증가를 낳는다.

| 배열constellate | 사람이나 상황에 강한 정서적인 반응이 있는 것에는 언제나 콤플렉스가 배열활성화된다.

| 복합 콤플렉스 | 정서적으로 부하된 생각이나 상들의 집단이다. 복합의 중앙에는 원형이나 원형적인 상이 있다.

| 상징 | 본질적으로는 알 수 없는 어떤 것에 대한 최선의 가능한 표현이다. 상징적인 사고는 비선형이고, 우뇌적이다. 보상적으로는 논리적이고, 선형이고, 좌뇌적인 사고다.

| 신비적 참여 | 문화인류학자Lèy-Bruhl이 제창한 용어로 사물이나 사람들 사이에 원시적이고 심리적인 연결을 하는 것을 말한다. 사람들 사이에 강한 무의식적인 연대를 낳는다.

| 아니마심혼 **|** 남성의 성격 안에 있는 무의식적인 여성적 측면이다. 아니마는 창녀와 유혹하는 사람부터 영적인 안내자지혜 까지 여성상으로 꿈에 나타난다. 그녀는 사랑 원리다. 그래서 남성의 아니마 발달은 그 남성이 여성에게 어떻게 관계 하느냐에 반영된다. 아니마와의 동일시는 우울하고, 여성적이고, 과잉 예민성으로 나타날 수 있다. 융은 아니마를 생 자체의 원형the archetype of life itself이라고 불렀다.

| 아니무스영혼 **|** 여성의 성격 안에 있는 무의식적인 남성적인 측면이다. 아니무스는 논리 원리를 나타낸다. 아니무스와 동일시는 여성을 엄격하고, 완고하고, 논쟁적으로 만들 수 있다. 긍정적으로는 그는 여성의 자아와 무의식에 있는 그녀 자신의 창조적인 자원 사이에서 다리bridge로서 행동하는 내적인 남성이다.

| 연상 | 특수한 생각에 있는 서로 관련된 생각과 상들이 자발적으로 나타나는 것으로 무의식적인 연결로 결정된다.

| 우로보로스 Uroboros **|** 자기 자신의 꼬리를 물고 있는 신화적인 뱀이나 공룡이다. 자기-포함의 원형적인 과정으로서 개성화와 자

기애적인 자기-흡수로서 둘 다의 상징이다.

|원형| 그 자체로는 표상할 수 없다. 그러나 그것들의 효과는 원형적인 상들과 생각들로 의식에 나타난다. 이것들은 집단무의식에서 나오는 보편적인 양상이나 모티브들이다. 그리고 종교, 신화, 전설과 민담 들의 내용이다. 개인에게서는 꿈과 환시로 나타난다.

|자기| 성격의 전체성의 원형이고 성격을 조절하는 중심이다. 자아를 초월하는 초인적인 힘, 즉 신으로 경험된다.

|자아| 의식의 장에 있는 중심 콤플렉스다. 강한 자아는 객관적으로 무의식의 활성화된 내용들, 즉 다른 콤플렉스에 관계할 수 있다. 그것들과 동일시하면 빙의 상태가 나타난다.

|전이와 역전이| 투사의 특별한 사례로, 보통은 분석이나 치료적인 관계에서 두 사람 사이에 일어나는 무의식이며, 정서적인 연대를 기술하는 데 사용된다.

|직관| 네 가지 정신 기능 중 하나다. 현재에 고유한 가능성을 우리에게 말해 주는 비합리적인 기능이다. 감각신체적인 감각을 통해서 즉각적인 현실을 지각하는 기능과는 대조적으로 직관은 무의식을 통해서, 즉 알지 못하는 원천의 통찰의 섬광으로 지각한다.

|초월적인 기능| 갈등하는 대극이 분화되고, 그것 사이에서 긴장이 있고 난 후에 무의식에서상징의 형태나 새로운 태도로 나타나 화합하는 제3의 기능이다.

|투사| 자기 자신의 무의식적인 특성이나 특징이 외부 대상이나 사람에서 지각되고 반응되는 과정을 말한다. 실제 여성이나

남성에게 아니마나 아니무스의 투사는 사랑에 빠지는 것으로 경험된다. 좌절된 기대는 다른 사람들의 현실에 관계하기 위해서 투사를 철수시킬 필요가 있다는 것을 암시한다.

|**팽창**| 개인이 비현실적으로 높거나 낮은 부정적인 팽창 정체감을 갖는 상태다. 의식이 무의식으로 퇴행하는 것을 말한다. 전형적으로 자아가 너무나 많은 무의식 내용을 그 자체에 취해서 식별 기능을 상실할 때 발생한다.

|**페르소나**배우의 가면| 사람의 사회적인 역할, 사회와 초기 훈련의 기대에서 나온다. 강한 자아는 융통성 있는 페르소나를 통해서 외부 세계와 관계한다. 특수한 페르소나 의사, 학자, 예술가 등와의 동일시는 심리학적인 발달을 금지시킨다.

|**Puer aeternus**영원한 젊은이| 청소년 심리에 오래 남아 있는 사람을 말한다. 일반적으로 실제 어머니나 상징적인 어머니와 강한 무의식적인 애착과 연결된다. 긍정적인 특성은 변화에 대한 자발성과 개방성이다. 그의 상대 소녀는puelle, 영원한 소녀로 아버지 세계에 같은 애착을 가지고 있다.

|**Senex**노인| 나이가 들면서 오게 된다고 생각되는 태도를 말한다. 부정적으로 냉소주의, 엄격성과 극단적인 보수주의를 의미할 수 있고, 긍정적 특성은 책임감, 질서 정연과 자기 수련이다. 균형이 잘 잡힌 성격은 puer-senex 극단 내에서 적절히 기능한다.

미 주

CW-*The Collected Works of C.G. Jung*

1. *New York Times Magazine*, July 1980.
2. E.g., Betty Ford, wife of U.S. President Gerald Ford, whose courageous admission of her alcohol problem went far to shatter some of the myths and stereotypes surrounding the woman alcoholic.
3. Neil Kessel and Henry Walton, *Alcoholism*, pp. 94-95.
4. David A. Stewart, *Thirst for Freedom*, p. 68.
5. Ibid., p. 55.
6. Quoted by Edward C. Whitmont in *Psyche and Substance*, pp. 119-120.
7. Henri F. Ellenberger, The Discovery of the Unconscious, pp. 240-243.
8. Ibid., p. 344.
9. Ibid., p. 345.
10. Ibid., p. 624.
11. Ibid., p. 285.
12. Jung, "Problems of Modern Psychotherapy", *The Practice of Psychotherapy*, CW 16, par. 172.

13. M. Siegler and H. Osmand, in *Quarterly Journal of Studies on Alcoholism*, vol. 29, no. 3.
14. *Alcoholics Anonymous*, pp. 171-177.
15. Kessel and Walton, p. 50.
16. Ruth Maxwell, *The Booze Battle*, p. 73.
17. Ibid., p. 77.
18. *AA Today*, pp. 31-33.
19. Ibid., pp. 33-35.
20. Ibid., p. 36.
21. "AA for the Woman", p. 3.
22. Siegler and Osmand, p. 10.
23. Ibid., p. 14.
24. Henry Ey, P. Bernard and Ch. Brisset. Manuel de Psychiatrie, p. 398. 취한 행복함 속에서 그는 외부 세계의 구속에서 벗어나 내적인 자애적이고 원형적 세계의 욕망과 꿈속에 있다는 것을 알았다. 그는 다른 사람을 갈등의 원천으로 경험한 그 사람을 행복하게 완전히 제압한 완전한 힘의 꿈을 실현한다.
25. Ibid., p. 402. 여성에게 취한다는 것은 오히려 그녀의 인생에서 실패나 실망-사기, 고독, 유기에 대한 보상이다.
26. Henderson and Gillespie, *Textbook of Psychiatry*, p. 416.
27. Ibid., p. 417.
28. Kessel and Henry Walton, pp. 55-62.
29. Ibid., p. 59.
30. Ibid., p. 61.
31. Ibid., p. 115.
32. Stewart, p. 55.
33. See Appendix 3.

34. Claude Steiner, *Games Alcoholics Play.*

35. Jung, "The Theory of Psychoanalysis" , *Freud and Psychoanalysis,* CW 4, pars. 307-311; see also his Introduction to Frances Wickes' *The Inner World of Childhood, in The Development of Personality,* CW 17, pars. 80-97.

36. Jung, "On Manic Mood Disorder" , *Psychiatric Studies,* CW 1, par. 190.

37. Ibid., par. 220.

38. Jung, "General Description of the Types," Psychological Types, CW 6, par. 573.

39. Ibid., par. 805.

40. Ibid., par. 804.

41. Jung, *Psychology and Alchemy,* CW 12, par. 182.

42. Ibid.

43. Ibid.

44. Jung, CW 17, par. 87; see also *Two Essays on Analytical Psychology,* CW 7, par. 240.

45. Jung, "Basic Postulates of Analytical Psychology" , *The Structure and Dynamics of the Psyche,* CW 8, par. 686.

46. See Appendix 3.

47. H. Strudwick, personal notes taken at Jung' s "Interpretation of Visions" seminars. (An edited version of the complete seminars, 1930-1934, has been published by Spring Publications in two volumes under the title of *The Visions Seminars.*)

48. Jung, CW 8, pars. 649-688.

49. Ibid., par. 651.

50. Ibid., par. 683.

51. Jung, CW 17, par. 84.

52. Ibid., par. 87.

53. Jung, "The Family Constellation", *Experimental Researches*, CW 2, par. 1013.

54. James Hillman, *Suicide and the Soul*, p. 38.

55. Kessel and Walton, p. 91.

56. Hillman, p. 17.

57. Ibid., p. 50.

58. Ibid., p. 53.

59. Ibid., p. 60.

60. Carl Kerényi, *The Gods of the Greeks*, pp. 133-142.

61. Ibid., p. 134.

62. Walter Otto, *Dionysus: Myth and Cult*, pp. 52-65.

63. Kerényi, *Gods of the Greeks*, p. 272.

64. Otto, p. 140.

65. Ibid., p. 141.

66. Ibid., p. 207.

67. Ibid., p. 205.

68. Ibid., p. 95.

69. Ibid., p. 171.

70. Jung, CW 6, par. 801.

71. Esther Harding, *The I and the Not I*, p. 72.

72. Ibid., p. 75.

73. Otto, pp. 172-173.

74. Ibid., p. 173.

75. Kerényi, *Gods of the Greeks*, p. 261.

76. Otto, p. 112.

77. Jung, CW 7, pars. 251-253.

78. Ibid., par. 252.

79. *Alcoholics Anonymous*, p. 282.

80. Jung, in *Spring* 1939, p. 122.

81. Jung, CW 3, par. 282.

82. See Carl Kerényi, Asklepios: Archetypal Image of the Physician's Existence.

83. Ibid., p. 17.

84. Ibid., p. 21.

85. Ibid., p. 22.

86. See Appendixes 1 and 2 for the complete Twelve Steps and Twelve Traditions.

87. Kerényi, *Asklepios*, p. 35.

88. See above, note 47.

89. Ibid.

90. Ibid.

91. Ibid.

92. Kerényi, *Asklepios*.

93. See Appendix 3.

94. Emma Jung, *Animus and Anima*, pp. 1-17.

95. Esther Harding, *The Way of All Women*, pp. 36-68.

96. Ibid., p. 72 (quoting Jung in *Civilization in Transition*, CW 10, par. 260).

97. Ibid., p. 47.

98. Emma Jung, p. 36.

99. From "AA for the Woman."

100. Emma Jung, p. 33.

101. "AA for the Woman."

102. Ibid.

103. Emma Jung, p. 13.

104. See Carl Kerényi, "Kore", in Jung and Kerényi, *Essays on a Science of Mythology*, pp. 101-155.

105. Emma Jung, p. 17.

106. Jung, CW 16, par. 124.

107. Ibid., par. 132.

108. Ibid., par. 125.

109. Ibid., par. 124.

110. Jung, CW 5, par. 465.

111. Stewart, p. 32.

112. See Harding, *Way of All Women*, chapter 1: "All Things to All Men."

113. See René Malamud, "The Amazon Problem", in James Hillman, ed., *Facing the Gods*, pp. 47-65.

114. 옛날 그리스에서 어린 소녀들은 여성이 되기 전에 그들이 야생적이고 세련되지 않은 측면을 살려내기 위해서 아르테미스의 도움 아래 밀어 넣는다.; see Carl Kerényi, "Mythological Images of Childhood," in Hillman, *Facing the Gods*, p. 42.

115. Robert Graves, *The Greek Myths*, vol. 1, p. 46.

116. See Carl Kerényi, *Athene: Virgin and Mother in Greek Religion.*

117. Malamud, p. 53 (quoting Walter Otto).

118. Esther Harding, *Woman' s Mysteries: Ancient and Modern*, pp. 103, 105, 125.

119. Malamud, p. 64. 히포리투스가 억울하게 죽자 아르테미스가 진실을 밝힘.

120. Murray Stein, "Translator' s Afterthoughts", in Kerényi' s *Athene*, pp. 76-77.

121. 내 인생은 "남성 알코올중독자는 여성보다 더 자주 AA를 통해서 '완전한' 영적인 변환을 경험한다." 이것은 그들이 이미 남성 세계에서 받아들이는, 단지 이미 남성이라는 덕목 때문일 수도 있다. 그러므로 그들

의 알코올중독과 회복은 집단과 그들을 재통합시킬뿐만 아니라 그들에게 서구문화에서 그렇게 자주 훼손된 감정과 영적인 가치를 증진시키므로써 집단적 기준을 초월하게 허용한다. 남성에게 이런 가치는 아니마, 즉 그의 여성적인 심혼과 심리학적으로 연합된다.

참고문헌

AA Today (25th Anniversary Publication). Cornwall Press, Cornwall, N.Y., 1960.

"AA for the Woman." Alcoholics Anonymous World Services, Inc., New York, 1968.

Alcoholics Anonymous. Cornwall Press, Cornwall, N.Y., 1939.

Big Book. Alcoholics Anonymous Publishing, Inc., New York, 1955.

Ellenberger, Henri F. *The Discovery of the Unconscious*, Basic Books, New York, 1970.

Ey, Henry, P. Bernard and Ch. Brisset. *Manuel de Psychiatrie.* Masson et Cie., Paris, 1974.

Graves, Robert. *The Greek Myths*, vol. 1. Penguin Books, Harmondsworth, 1955.

Harding, Esther. *The I and the Not I* (Bollingen Series LXXIX). Princeton University Press, Princeton, 1973.

______. *Psychic Energy: Its Source and Its Transformation* (Bollingen Series X). Princeton University Press, 1973.

______. *The Way of All Women.* Harper Colophon. Harper & Row, New

York, 1975.

______. *Woman' s Mysteries: Ancient and Modern*. Rider & Company. London, 1971.

Henderson and Gillespie: *Textbook of Psychiatry* (10th edition). Oxford University Press, London, 1975.

Hillman, James. *Suicide and the Soul*. Spring Publications, Zurich, 1976.

______, ed. *Facing the Goals*. Spring Publications, Dallas, 1980.

Jung, C. G. *The Collected Works* (Bollingen Series XX). 20 vols., trans. R.F.C. Hull, ed. H. Read, M. F. Fordham, G. Adler, Wm. McGuire. Princeton University Press, Princeton, 1953-1979.

______. *The Visions Seminars*. 2 vols. (From the Notes of Mary Foote.) Spring Publications, Zurich, 1976.

______, and C. Kerènyi. *Essays on a Science of Mythology: The Myth of the Divine Child and the Mysteries of Eleusis*. Harper & Row, New York, 1949.

Jung, Emma. *Animus and Anima*. Spring Publications, Zurich, 1978.

Kerényi, C. *Asklepios: Archetypal Image of the Physician's Existence* (Bollingen Series LXV: 3). Pantheon Books, New York, 1959.

______. *Athene: Virgin and Mother in Greek Religion*. Spring Publications, Zurich, 1978.

______. *Dionysos: Archetypal Image of Indestructible Life* (Bollingen Series LXV: 2). Princeton University Press, Princeton, 1976.

______. *The Gods of the Greeks*. Thames and Hudson, 1974.

Kessel, N., and H. Walton. *Alcoholism*. Penguin Books, Middlesex, 1965.

Maxwell, Ruth. *The Booze Battle*. Praeger Publications, New York, 1976.

Otto, Walter. *Dionysus: Myth and Cult*. Indiana University Press, Bloomington, 1965.

Perera, Sylvia Brinton. *Descent to the Goddess: A Way of Initiation for Woman*. Inner City Books, Toronto, 1981.

Siegler, M. and H. Osmand. "Models of Alcoholism," in *Quarterly Journal of Studies on Alcoholism*. Rutgers University Center of Alcohol Studies, New Brunswick, N.J., vol. 29, no. 3 (September 1968).

Steiner, Claude, *Games Alcoholics Play*. Ballantine Books. Random House, New York, 1977.

Stewart, David A. *Thirst for Freedom*. Hazelden, Center City, Mn., 1960.

Twelve Steps and Twelve Traditions. Alcoholics Anonymous Publishing, Inc., New York, 1953.

Whitmont, Edward C. *Psyche and Substance: Essays on Homeopathy in the Light of Jungian Psychology*. North Atlantic Books. Richmond, Ca., 1980.

Woodman, Marion. *The Owl Was a Baker's Daughter: Obesity, Anorexia Nervosa, and the Repressed Feminine*. Inner City Books, Toronto, 1980.

______. *Addiction to Perfection: The Still Unravished Bride*. Inner City Books, Toronto, 1982.

찾아보기

인 명

내 용

저자 및 역자 소개

[저자 소개]

Jan Bauer 미국에서 태어나서 자랐으며, Sarah Laurence College와 Boston University에서 석사학위를 받았다. 1981년에 C. G. Jung연구소에서 분석가 자격증을 받고, 현재 활발하게 활동하고 있다.

[역자 소개]

정애자

고려대학교 심리학과에서 학사, 석사, 박사를 마쳤다(1972~1982). 현재 전북대학교 의과대학 정신과에서 임상심리 교수로 재직하고 있으며(1983~현재), 전북여성의 전화 대표로 시작하여 전북 여성운동연합을 여성들과 함께 창설하고, 현재 전북여성연구회 회원이다(1993~현재). 한국융연구소 예비과정에 있으며(2005~현재), 한국 명상치유학회의 회장을 맡고 있다(2010~현재).

이재갑

고려대학교 심리학과에서 석사를 마쳤으며, 서울불교대학원대학교 상담심리전공 박사를 수료하였다. 현재 임상심리전문가로서 한국마사회 UCan Center 임상심리학자로 재직하고 있다.

알코올중독과 여성 -분석심리학적 이해-
Alcoholism and Women

2012년 3월 20일 1판 1쇄 인쇄
2012년 3월 30일 1판 1쇄 발행

지은이 • 잔 바우어
옮긴이 • 정애자 · 이재갑
펴낸이 • 김진환
펴낸곳 • (주) 학지사
121-837 서울특별시 마포구 서교동 352-29 마인드월드빌딩 5층
대표전화 • 02)330-5114　　팩스 • 02)324-2345
등록번호 • 제313-2006-000265호

홈페이지 • http://www.hakjisa.co.kr
커뮤니티 • http://cafe.naver.com/hakjisa

ISBN 978-89-6330-792-3 93180

정가 14,000원

역자와의 협약으로 인지는 생략합니다.
파본은 구입처에서 교환해 드립니다.